VITALIDADE
UM GUIA PRÁTICO PARA O
ENVELHECIMENTO SAUDÁVEL

Editora Appris Ltda.
1.ª Edição - Copyright© 2025 dos autores
Direitos de Edição Reservados à Editora Appris Ltda.

Nenhuma parte desta obra poderá ser utilizada indevidamente, sem estar de acordo com a Lei nº 9.610/98. Se incorreções forem encontradas, serão de exclusiva responsabilidade de seus organizadores. Foi realizado o Depósito Legal na Fundação Biblioteca Nacional, de acordo com as Leis nos 10.994, de 14/12/2004, e 12.192, de 14/01/2010.

Catalogação na Fonte
Elaborado por: Dayanne Leal Souza
Bibliotecária CRB 9/2162

V836v 2025	Vitalidade: um guia prático para o envelhecimento saudável / Fabrício Bolpato Loures (org.). – 1. ed. – Curitiba: Appris: Artêra, 2025. 215 p. ; 23 cm. Inclui referências. ISBN 978-65-250-7586-0 1. Vitalidade. 2. Longevidade. 3. Envelhecimento. 4. Saúde. I. Loures, Fabrício Bolpato. II. Título. CDD – 613

Appris editorial

Editora e Livraria Appris Ltda.
Av. Manoel Ribas, 2265 – Mercês
Curitiba/PR – CEP: 80810-002
Tel. (41) 3156 - 4731
www.editoraappris.com.br

Printed in Brazil
Impresso no Brasil

FABRÍCIO BOLPATO LOURES

(ORG.)

VITALIDADE
UM GUIA PRÁTICO PARA O ENVELHECIMENTO SAUDÁVEL

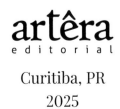

Curitiba, PR
2025

FICHA TÉCNICA

EDITORIAL	Augusto V. de A. Coelho
	Sara C. de Andrade Coelho
COMITÊ EDITORIAL	Ana El Achkar (Universo/RJ)
	Andréa Barbosa Gouveia (UFPR)
	Jacques de Lima Ferreira (UNOESC)
	Marília Andrade Torales Campos (UFPR)
	Patrícia L. Torres (PUCPR)
	Roberta Ecleide Kelly (NEPE)
	Toni Reis (UP)
CONSULTORES	Luiz Carlos Oliveira
	Maria Tereza R. Pahl
	Marli C. de Andrade
SUPERVISORA EDITORIAL	Renata C. Lopes
PRODUÇÃO EDITORIAL	Adrielli de Almeida
REVISÃO	Luiz Fernando Huf
ASSISTENTE EDITORIAL	Michelle Borges Rossi
DIAGRAMAÇÃO	Andrezza Libel
CAPA	Fabrício Bolpato Loures
REVISÃO DE PROVA	Ana Castro

Nascer é uma possibilidade, viver é um risco
e envelhecer é um privilégio.

(Mário Quintana)

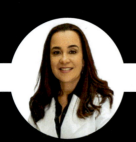

PREFÁCIO

Cássia Ramos Coelho Bolpato Loures, MD

Envelhecer é um privilégio e também um desafio. Como médica dermatologista, tenho a oportunidade diária de ouvir relatos sinceros de mulheres e homens que, ao se olharem no espelho, buscam conciliar o desejo de preservar a juventude com a aceitação das marcas naturais do tempo. Mais do que atender demandas estéticas, meu papel é ajudar essas pessoas a enxergarem o envelhecimento como uma jornada que pode ser enfrentada com dignidade, cuidado e autoconfiança.

Acompanhar a criação de *Vitalidade: um guia prático para o envelhecimento saudável* foi uma experiência profundamente inspiradora. Como esposa de um dos autores e testemunha do trabalho árduo de tantos especialistas, vivi de perto o compromisso de trazer à tona uma visão completa e realista sobre o envelhecimento. Este livro vai além das abordagens científicas e estéticas, tocando em aspectos essenciais da saúde, da mente e da alma. Ele convida o leitor a assumir o controle, tornando-se de fato o protagonista da sua vida e valorizando não apenas a longevidade, mas a qualidade de cada momento vivido.

Ao longo destas páginas você encontrará conselhos práticos e reflexões profundas. Seja ao tratar da importância da nutrição, do papel das atividades físicas ou do impacto da autoestima na saúde mental, cada autor compartilha seu conhecimento com generosidade e paixão. O livro não busca reverter o tempo, mas sim mostrar que envelhecer é ganhar a oportunidade de reescrever histórias, redefinir propósitos e, sobretudo, viver com plenitude.

Eu acredito que a vitalidade não está apenas em como parecemos, mas em como nos sentimos e nos conectamos com o mundo ao nosso redor. É por isso que esta obra é tão especial. Ela une ciência, sensibilidade e experiências humanas para construir um guia que transforma vidas. Espero que você, assim como eu, encontre aqui um convite para abraçar o envelhecimento de forma leve, saudável e bela.

Com carinho,

Cássia Ramos Coelho Bolpato Loures
Médica dermatologista e companheira na jornada de Vitalidade

SUMÁRIO

INTRODUÇÃO 12
Fabrício Bolpato Loures, PhD

CAPÍTULO 1 - ENVELHECIMENTO E SUA VISÃO DURANTE O TEMPO. BRASIL: UM PAÍS DE IDOSOS 17
Fabrício Bolpato Loures, PhD
Mariana Silveira de Oliveira, MD

CAPÍTULO 2 - DESVENDANDO A PSICOLOGIA DO ENVELHECI-MENTO 27
Helena Müller, MSc
Joséria Lacerda Goldfeld

CAPÍTULO 3 - NUTRIÇÃO SUSTENTÁVEL E LONGEVIDADE 49
Thalita Fialho da Rocha Magrani, PhD
Fernanda Fernandes Guerra

CAPÍTULO 4 - MOVIMENTE-SE: A IMPORTÂNCIA CRUCIAL DA ATIVI-DADE FÍSICA PARA A LONGEVIDADE 65
Antônio Henrique Nunes Ribeiro, PhD
Amanda Leal de Souza

CAPÍTULO 5 - A VIDA SEXUAL APÓS A MENOPAUSA 91
Rejane Martins Ribeiro Itaborahy, PhD

CAPÍTULO 6 - PREVENINDO DOENÇAS CRÔNICAS: COMO VIVER MAIS E MELHOR 103
Beni Olej, PhD
Wolney de Andrade Martins, PhD

CAPÍTULO 7 - A JORNADA DA BELEZA AO ENVELHECER: EXPLO-RANDO NOVOS PARADIGMAS 121
Regina Lúcia Barbosa Santos, MD

CAPÍTULO 8 - CONSTRUINDO O FUTURO: ARQUITETURA INCLUSIVA PARA O ENVELHECIMENTO ATIVO......139

Fabíola Ramos Silva

CAPÍTULO 9 - INVESTINDO NO FUTURO: A IMPORTÂNCIA DE CONSTRUIR SUA INDEPENDÊNCIA FINANCEIRA PARA A MATURIDADE 165

Carlos Hiroshi Cortes Ouchi, MSc

Fabrício Pereira Soares, PhD

CAPÍTULO 10 - VOCÊ TEM DORES ARTICULARES? ESTRATÉGIAS PARA O ENVELHECIMENTO ATIVO E SAUDÁVEL......187

Eduardo Branco de Sousa, PhD

Vinicius Schott Gameiro, PhD

EPÍLOGO - CONVITE PARA UMA VIDA PLENA......201

Bruno Santana Bandeira, MD

SOBRE OS(AS) AUTORES(AS)......204

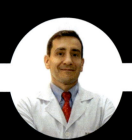

INTRODUÇÃO

Fabrício Bolpato Loures, PhD

O envelhecimento é uma das marcas mais evidentes da população contemporânea. Trata-se de uma conquista social que reflete o extraordinário sucesso na melhoria das condições de vida de bilhões de pessoas em todo o mundo. Essa transformação demográfica avança rapidamente, especialmente na América Latina e no Caribe, onde o envelhecimento populacional ocorre em um ritmo acelerado. Em resposta a esse cenário, a Organização Mundial da Saúde (OMS) declarou o período de 2021 a 2030 como a Década do Envelhecimento Saudável nas Américas. A iniciativa visa conscientizar a sociedade sobre as mudanças sociais necessárias para a construção de uma convivência inclusiva entre todas as gerações.

No Brasil, o número de pessoas idosas alcança hoje 32,5 milhões, devendo atingir 65 milhões já em 2050. Embora viver mais seja uma conquista notável, é fundamental nos prepararmos para que essa longevidade ocorra com saúde e plenitude. Aproveitar ao máximo essa etapa da vida exige atenção a diversos aspectos, como uma dieta equilibrada, exercícios físicos que preservem a musculatura, convívio social ativo, estímulos intelectuais constantes e uma reserva financeira sólida. Infelizmente, muitos desses cuidados são negligenciados, seja por falta de informação ou pela dificuldade de imaginar o impacto que trarão no futuro.

O livro *Vitalidade: um guia prático para o envelhecimento saudável* reúne um grupo de especialistas de diferentes áreas e apresenta uma abordagem multiprofissional buscando conscientizar e engajar a sociedade sobre o envelhecimento. Seja você um profissional da saúde em busca de inspiração para orientar seus pacientes ou alguém que deseja encarar sua própria jornada com confiança e vigor, esta obra foi feita para você. Os capítulos são independentes e podem ser lidos na ordem da sua preferência.

Procuramos construir uma comunicação científica fluida, acessível ao público geral e sem a pretensão de esgotar o tema, mas com o objetivo de despertar a curiosidade e promover reflexões sobre as mudanças que virão. Envelhecer é uma conquista e a chave para viver esse processo plenamente está em suas mãos.

Boa leitura!

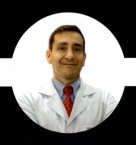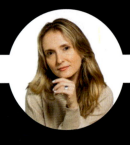

CAPÍTULO 1

Fabrício Bolpato Loures, PhD
Mariana Silveira de Oliveira, MD

ENVELHECIMENTO E SUA VISÃO DURANTE O TEMPO. BRASIL: UM PAÍS DE IDOSOS

O envelhecimento é a principal característica da população contemporânea, sendo uma grande conquista social e sinal de um extraordinário sucesso coletivo para melhora das condições de vida de bilhões de pessoas ao redor do mundo. Segundo a Organização Mundial da Saúde (OMS), nos países desenvolvidos, a idade de 65 anos é considerada o marco de entrada na terceira idade, passando o indivíduo a pertencer ao grupo dos idosos. No Brasil, a Lei nº 10.741/2003, chamada "Estatuto do Idoso" e promulgada em 1º de outubro de 2003, define idoso como "a pessoa com idade igual ou superior a 60 (sessenta) anos".

O relatório das Nações Unidas (*World Population Prospects*, 2019) projeta que em 2050, uma em cada seis pessoas no mundo serão consideradas idosas e, em 2100, 61% da população mundial terá mais de 65 anos. Vários fatores exercem influência direta na expectativa de vida da população de um país: serviços de saneamento, acesso e qualidade da alimentação, índice de violência, poluição, serviços de saúde, educação, entre outros. No império romano, a expectativa de vida era de 30 anos. Hoje, nos países desenvolvidos, a esperança de vida ao nascer pode chegar a 84 anos, como acontece no Japão. No Brasil de 1940, era de apenas 45,5 anos e hoje já alcança 77 anos, sendo 73,6 para homens e 80,5 para mulheres. Esse aumento pode ser observado principalmente a partir do século XX, ocorrendo primeiro nos países que sofreram o processo de industrialização. Avanços na medicina, como a descoberta dos micro-organismos, a vacinação em massa, a melhoria das condições sanitárias e o desenvolvimento de tratamento para várias doenças infecciosas provocaram uma queda brusca na mortalidade, principalmente em crianças.

Na vertente econômica, o aumento da renda média, as melhores condições de moradia e o maior acesso a alimentação e educação trouxeram um grande incremento na longevidade. Nações historicamente mais ricas sofreram um aumento menor a partir de 1960, pois já haviam controlado as doenças infeciosas e diminuído os óbitos precoces em crianças. Já nos países em desenvolvimento, o crescimento da expectativa de vida foi bem mais significativo a partir dessa década, ocorrendo 40% de incremento no Brasil, 55% na Índia e 134% na China. Dessa forma, o mundo chegou a 1 bilhão de idosos em 2018, com projeções indicando que alcançará 2 bilhões em 2047 e 3,1 bilhões em 2100 (Figura 1).

Figura 1 – Envelhecimento populacional durante as décadas e perspectivas para o futuro

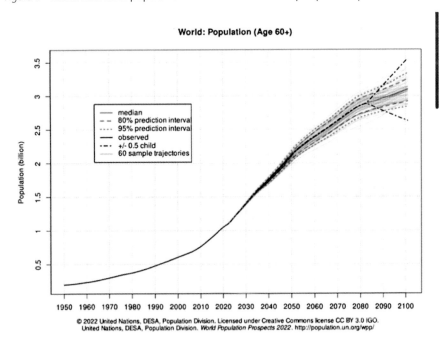

Fonte: *United Nations*, 2022

Envelhecer é o processo gradual e natural de mudanças físicas, psicológicas e sociais que ocorrem ao longo do tempo na vida de um indivíduo. Essas mudanças podem provocar a diminuição da capacidade funcional, tanto física quanto mental, sendo mais intensas quando não ocorrem os estímulos adequados à sua manutenção. O envelhecimento pode afetar diferentes aspectos da vida, incluindo a saúde, as relações sociais, as atividades cotidianas e as perspectivas. É um fenômeno complexo influenciado por fatores genéticos, ambientais e de estilo de vida. Cientificamente, o envelhecimento é caracterizado por dois acontecimentos: a senescência e a senilidade.

A senescência abrange as alterações fisiológicas decorrentes do processo de envelhecimento, não caracterizando doença, mas mudanças no funcionamento biológico, como alterações hormonais, perda da fertilidade, diminuição da capacidade de reparo e regeneração tecidual. Já a senilidade se refere a condições específicas associadas à idade avançada, como perda da força muscular, alterações da função cognitiva, diminuição da memória, diminuição dos sentidos (visão, audição, olfato, tato) e surgimento de doenças crônicas, como hipertensão, diabetes e osteoporose.

O envelhecimento populacional é um fenômeno recente, já que seu aumento significativo ocorreu a partir da metade do século XX. Porém, Cícero, em seu diálogo *De Senectude* (49 a.C.), já festejava o envelhecimento por meio das reflexões de Catão, o Velho, estadista romano que viveu até seus 85 anos e destacou os benefícios da idade avançada, como a experiência e a sabedoria. Ressaltou a importância de manter a mente ativa e o aprendizado contínuo, estando o envelhecimento bem-sucedido relacionado a busca constante da excelência moral e intelectual. Todavia, a visão do envelhecimento difere entre as muitas culturas, estando relacionado aos valores, às crenças e aos costumes. Nas sociedades orientais, como a chinesa, a japonesa e a coreana, os idosos são vistos como fonte de experiência e sabedoria, tendo um papel de destaque na família e na sociedade. Na maioria das culturas indígenas, os idosos são considerados indivíduos de grande valor e respeito, por serem detentores de conhecimento e os responsáveis pela transmissão da sabedoria e das tradições para as gerações mais jovens. Já as culturas ocidentais têm uma visão menos otimista do envelhecimento, pois valorizam a juventude, a produtividade e a independência como virtudes maiores que a sabedoria acumulada e a experiência. No Brasil, a visão sobre o envelhecimento é complexa e varia com o contexto social, sendo os idosos das classes média e alta tratados com mais respeito e admiração, pois geralmente se mantêm produtivos até o final da vida. Já nas classes menos favorecidas, podem ser vistos como fardos por suas necessidades de saúde e de cuidados, além de estarem relacionados a um maior custo financeiro associado à diminuição de sua produtividade para trabalhos físicos.

Nos últimos anos, tem havido um movimento crescente para promover uma visão mais positiva dos idosos, sendo impulsionado por fatores como o aumento da população idosa, o aumento da expectativa de vida e a crescente conscientização sobre os direitos dos idosos. O Estatuto do Idoso, embora pouco conhecido pela população brasileira, estabelece um conjunto de direitos básicos que devem ser garantidos a todos os maiores de 60 anos, representando um avanço na legislação brasileira, pois reconhece a importância da proteção dos direitos dos idosos. A lei estabeleceu um marco jurídico para a promoção do envelhecimento saudável e ativo. Além disso, prevê uma série de direitos específicos que procuram prevenir a violência e a discriminação contra os idosos, sendo:

- Direito à vida, à saúde, à alimentação, à educação, à cultura, ao esporte, ao lazer, ao trabalho, à cidadania, à liberdade, à dignidade, ao respeito e à convivência familiar e comunitária.

- Direito à proteção contra toda forma de negligência, discriminação, exploração, violência, crueldade e opressão.

- Direito à prioridade no atendimento, nos serviços públicos e privados, em especial nas áreas de saúde, educação e assistência social.

- Direito à assistência socialgerontológica, com programas e serviços de prevenção, proteção, habilitação e reabilitação.

- Direito ao acesso à informação e à comunicação, com a garantia de adaptações razoáveis.

- Direito à participação na vida familiar e comunitária, com a garantia de acesso a informações, serviços, instalações e equipamentos comunitários, abertos ao público, de forma segura e acessível.

A fim de contribuir para a criação de uma visão mais positiva da população idosa, a Organização Mundial da Saúde (OMS), em conjunto com a Organização Pan-Americana da Saúde (Opas), definiu a década entre 2021 e 2030 como a Década do Envelhecimento Saudável, propondo quatro linhas de ação. São elas: combate ao idadismo (estereotipagem, preconceito e discriminação), ambientação física, econômica e social dos idosos, entregar serviços de atenção primária à saúde adequados para terceira idade e proporcionar acesso aos cuidados em longo prazo a essa população. Essas metas estão apresentadas na Figura 2.

Figura 2 – Quatro áreas de ação da Década do Envelhecimento Saudável

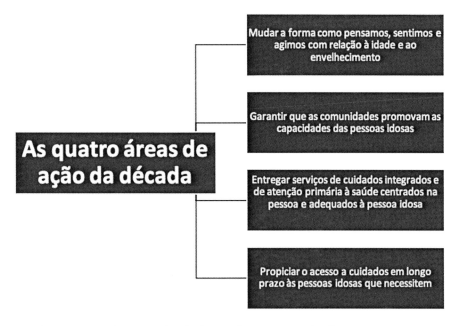

Fonte: https://www.paho.org/pt/decada-do-envelhecimento-saudavel-nas-americas-2021-2030. Acesso em: 10 jun. 2024

O envelhecimento populacional ocorre como resultado inevitável da transição demográfica na direção da longevidade, com famílias nucleares reduzidas. Essa mudança representa bem mais que "uma parte da população envelhecendo" e trará grandes consequências econômicas e sociais. Serão necessários ajustes nas políticas de saúde pública, na gestão de todo o sistema de saúde, na geração e treinamento para ocupação dos empregos e, consequentemente, nas taxas, tributações e regras para aposentadoria.

Os avanços tecnológicos da medicina contribuem de forma significativa para o aumento da longevidade e da qualidade de vida. A criação e o desenvolvimento de próteses ortopédicas, endopróteses vasculares e cardíacas, lentes intraoculares, cirurgias com auxílios robóticos são alguns exemplos de avanços modernos incontestáveis para a longevidade. E não paramos por aí… O conhecimento médico dobra a cada dois anos, por isso a importância do auxílio das *Big Datas* (centros de análise de informação e dados) e da inteligência artificial. Cada vez mais a tecnologia se faz presente na medicina, com relógios que monitoram a pressão arterial e o ritmo cardíaco, cadeiras e órteses elétricas, imunoterapias, impressões de órgãos em 3D, micro e nano robôs (menores que um fio de cabelo) e chips para implantes intraneurais. Esses são apenas alguns exemplos de tecnologias reais já disponíveis em pesquisas e ensaios clínicos. Todas essas maravilhas da ciência moderna trazem consigo um grande volume de investimento, elevando de forma significativa os custos da assistência à saúde. Esses custos são maiores para idosos, pois geralmente apresentam doenças crônicas, com maior tempo de internação, maior complexidade nos tratamentos e um número mais elevado de complicações, fatos relacionados à idade. Assim, podemos perceber que essas conquistas exigem um bom planejamento financeiro e estratégico, tanto governamental quanto individual, garantindo os recursos necessários para essa fase especial. Mesmo com toda tecnologia, a abordagem profilática, ou seja, a promoção da saúde, é sempre mais efetiva e vantajosa que tratar as doenças.

A agenda da política pública brasileira deveria priorizar a manutenção da capacidade funcional dos idosos, com monitoramento das condições de saúde, ações preventivas e diferenciadas de saúde e de educação, cuidados qualificados e atenção multiprofissional e integral. Entre 25% e 40% da pessoa acima de 60 anos sofrem quedas pelo menos uma vez ao ano. Após essa primeira queda, a chance de uma segunda queda sobe para 50%. Visitas frequentes aos médicos assistentes, com controle dos sistemas cardiovascular, neurológico e oftalmológico, atividades físicas regulares, controle do peso e adequações do ambiente físico em que vivem e transitam esses idosos podem evitar até 70% das quedas.

O Brasil sofreu uma mudança no perfil epidemiológico das doenças mais prevalentes, que eram as típicas de países jovens e subdesenvolvidos (doenças traumáticas e infecciosas). Nesse momento, as patologias de longa duração (doenças crônicas e degenerativas) se tornaram as mais comuns, sendo essas complexas e onerosas. Um dos resultados dessa dinâmica é a maior procura dos idosos por serviços de assistência à saúde. Nessa faixa etária, as internações hospitalares são mais frequentes e o tempo de permanência é significativamente maior.

Segundo o Estudo Longitudinal de Saúde dos Idosos Brasileiros (Elsi-Brasil, 2019), mais de 10% dos idosos são hospitalizados ao menos uma vez ao ano. O Observatório da Associação Nacional de Hospitais Privados (Anahp) da Agência Nacional de Saúde Suplementar (ANS) revelou que o tempo médio de internação de pessoas entre 30 e 45 anos é de 2,55 dias. Já entre indivíduos de 60 a 74 anos, esse número sobe para 4,83 dias, chegando a 8,3 dias nos pacientes maiores de 75 anos, o que impacta de forma expressiva o custo da internação. Mais de 75% dos idosos utilizam unicamente os serviços oferecidos pelo Sistema Único de Saúde (SUS).

Embora os indicadores de resolutividade do SUS sejam bons e a maioria dos usuários se sinta satisfeita com a atenção recebida, essa mudança drástica no perfil populacional demanda uma grande atenção dos gestores do sistema público. Além disso, precisamos sugerir um planejamento individual claro e factível, visando ao aumento da independência do indivíduo do Estado. A Figura 3 ilustra uma visão da população brasileira já em 2050.

Figura 3 – A população brasileira em 2050. Brasil: um país de idosos

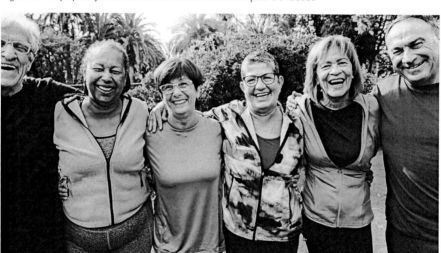

Fonte: banco de imagens *Shutterstock*

A idade traz para a maioria dos indivíduos uma diminuição da geração financeira, principalmente para aqueles que realizam trabalhos de força e desempenho físico. Essa diminuição de receita vai na contramão da demanda, já que ocorre um aumento dos gastos, sobretudo relacionados à saúde (seguros e medicações). Dois fatores devem contribuir para uma maior inclusão dos idosos no mercado de trabalho. O primeiro é o crescimento do mercado de consumo chamado de "economia prateada", direcionada a pessoas com mais de 60 anos, que somente em 2022 movimentou mais de um trilhão de reais. Esse mercado exige atendentes, modelos e desenvolvedores da mesma faixa etária. O segundo fator é o avanço da utilização da inteligência artificial (IA). Pode parecer controverso, mas essa é uma inovação tecnológica em que os mais velhos têm maior adaptabilidade, já que para a criação do comando (*prompt*) a riqueza de vocabulário e o conhecimento acumulado aumentam a eficiência dessa ferramenta.

O início da longevidade saudável está na primeira infância e se estende pela vida adulta, devendo abranger a alimentação adequada, o estímulo à prática esportiva, o combate ao tabagismo e ao consumo de álcool (entre outras drogas). A medicina preventiva, sobretudo para os idosos, deve garantir um diagnóstico precoce e uma abordagem adequada das doenças. A literatura médica demonstra que uma dieta rica em fibras, proteína magras, grãos integrais e gorduras saudáveis pode aumentar a expectativa de vida de 6 a 13 anos, dependendo de outros fatores associados (genética, sexo, nível de atividade física…).

O explorador e escritor Dan Buettner, em parceria com a *National Geographic*, viajou o mundo pesquisando regiões em que as populações apresentam taxas excepcionalmente altas de longevidade. Essas regiões receberam o nome de *Blue Zones* ou Zonas Azuis (com base nos estudos demográficos dos italianos Gianni Pes e Michel Poulain, sobre longevidade na Sardenha). Okinawa, no Japão; Sardenha, na Itália; Nicoya, na Costa Rica; Icária, na Grécia; e Loma Linda, na Califórnia, EUA, foram as cinco regiões visitadas e estudadas por Dan Buettner.

O pesquisador encontrou vários fatores em comum, que podem estar associados a essa maior longevidade: uma vida ativa, com caminhadas e atividades ao ar livre; pessoas com propósitos bem definidos, mesmo após a aposentadoria; dietas equilibradas, ricas em fibras e alimentos naturais; e, em algumas regiões, consumo moderado de álcool. Os moradores das zonas azuis, principalmente em Okinawa, têm por hábito ingerirem menores volumes alimentares, o que foi apresentado como "Regra dos 80%". Segundo essa regra, deve-se alimentar até atingir 80% da saciedade. Essa pequena redução calórica parece trazer grandes benefícios ao longo do tempo. Rituais diários para o controle e diminuição do estresse (mentais e religiosos) e a alta ligação interpessoal, tanto familiar quanto em comunidade, também foram achados constantes nas zonas azuis, reforçando o importante papel do convívio humano na longevidade. O filósofo grego Aristóteles já defendia, três séculos antes de Cristo, que "o homem é um ser social".

Embora todas essas medidas pareçam simples, a rotina moderna muitas vezes dificulta a prática de uma vida saudável. O ser humano tende a terceirizar suas responsabilidades, evitando conflitos psicológicos gerados por decisões frustradas e economizando energia. Com frequência, delega-se aos médicos a tarefa de cuidar da saúde, esperando que medicações possam, magicamente, curar todos os males. A ciência e a tecnologia médica são dádivas para humanidade e negá-las seria uma profanação. No entanto, assumir a responsabilidade sobre a própria saúde não significa se abster dos avanços tecnológicos, mas, sim, comprometer-se com medidas de autocuidado que são insubstituíveis. A tecnologia transformou o acesso ao conhecimento científico, tornando a relação entre o médico e o paciente uma verdadeira parceria. Essa sinergia fortalece o compromisso com uma vida plena e independente, na qual o envelhecimento se torna uma conquista e seus frutos podem ser colhidos com a intensidade e a dignidade que merecem. Prontos para assumirem o protagonismo da própria saúde?

LEITURAS RECOMENDADAS

BUETTNER, D. *Zonas azuis*: a solução para comer e viver como os povos mais saudáveis do planeta. 2. ed. São Paulo: nVersos, 2023.

DÉCADA do envelhecimento saudável nas Américas 2021-2030. Organização Pan-Americana de Saúde – Opas, [Washington, DC], c2024. Disponível em: https://www.paho.org/pt/decada-do-envelhecimento-saudavel-nas-americas-2021-2030. Acesso em: 10 out. 2024.

ESTUDO Longitudinal dos idosos brasileiros – Elsi Brasil, 2019. Disponível em: https://elsi.cpqrr.fiocruz.br/. Acesso em: 18 out. 2024.

OBSERVATÓRIO 2024. Disponível em: https://www.anahp.com.br/noticias/anahp-lanca-observatorio-2024-com-dados-ineditos-da-saude-suplementar/. Acesso em: 12 dez. 2024.

PORTAL do Envelhecimento. Disponível em: https://www.portaldoenvelhecimento.com.br. Acesso em: 1 out. 2023

PORTAL Fiocruz. Disponível em: https://portal.fiocruz.br. Acesso em: 11 out. 2024.

SCHESTATSKY, P. *Medicina do amanhã*. 6. ed. São Paulo: Gente, 2020.

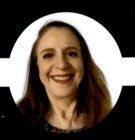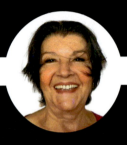

CAPÍTULO 2

Helena Müller, MSc
Joséria Lacerda Goldfeld

DESVENDANDO A PSICOLOGIA DO ENVELHECIMENTO

Porque se chamavam homens
Também se chamavam sonhos
E sonhos não envelhecem.

**(Márcio Borges, Milton Nascimento, Lô
Borges.** *Clube de Esquina II*, **1979)**

Nós somos duas psicólogas com bastante tempo de prática clínica. Em nossa trajetória profissional, participamos de muitas especializações e de cursos importantes. Nós nos conhecemos como professora e aluna na faculdade de psicologia. Naqueles tempos pré-internet, as amizades iam se estabelecendo aos poucos, de forma presencial. Assim, pudemos construir uma relação embasada na confiança tanto profissional quanto pessoal. Além disso, também nos foi permitido celebrar muitos aniversários, o que nos coloca hoje na faixa 70+. Somos mulheres idosas! É muito gratificante para nós a oportunidade de escrevermos juntas este texto que aborda algumas questões psicológicas que envolvem o envelhecimento, direcionado a pessoas de todas as idades.

Impulsionadas pelo desafio de desenvolver este capítulo, começamos a estabelecer uma série de debates, leituras e conversas produtivas. Os encontros presenciais e *online* e as reflexões escritas foram de grande auxílio para que conseguíssemos organizar as ideias, nos direcionando para alguns caminhos possíveis. Percebemos, então, que não poderíamos "reinventar a roda", uma vez que muitas formulações já foram feitas sobre essa fase da vida.

Em nossos encontros, não pudemos deixar de pensar em eventos significativos ao longo da vida: a perda de um ente querido, que pode ter um significado diferente para as pessoas com mais idade, assim como a aposentadoria, que suscita a ideia da finitude. O despertar dessa consciência leva o sujeito a pensar que essa etapa da vida não consiste apenas em ter cabelos brancos, menos produção de hormônios, menos colágenos e/ou menos disposição. Significa levar em consideração a sua história e o que fazer com a inconstância dos fatos, com a sucessão de mudanças e com a instabilidade dos acontecimentos que leva à imprevisibilidade da vida.

Alguns medos podem se tornar presentes no processo de envelhecimento; entre eles estão o medo da morte e das transformações do corpo, além do surgimento de muitas dúvidas, tais como se o valor da aposentadoria será o suficiente para suprir todas as despesas ou se encontrará apoio familiar, situações que podem vir a acontecer e são assustadoras. Em paralelo aos temores particulares a cada um, a mídia se incumbe de fazer uma divulgação publicitária sobre o que é bom e o que é ruim para os mais velhos fazerem. Assim, a concepção de uma velhice idealizada começa a ser difundida, com formas de viver completamente diferente dos hábitos anteriores, como se ficar mais velho fosse um constante "brinde com taças de champanhe sempre gelado e borbulhante".

É sabido que a descoberta de novos medicamentos e práticas médicas, bem como os avanços tecnológicos da medicina possibilitaram uma longevidade que é, no entanto, muito diferente daquela que acontece de forma natural — experimentada por muitas gerações passadas vindas de famílias geneticamente longevas e que gozavam de uma vida mais pacata, com menos exigências de mercado ou mesmo pressões estéticas e sociais. Atualmente, até mesmo as pessoas com doenças crônicas e/ou limitantes são beneficiadas com medicações, intervenções cirúrgicas, próteses e cuidados multiprofissionais, que podem prolongar a vida.

A indústria farmacêutica divulga e disponibiliza no mercado uma infinidade de suplementos vitamínicos, prometendo o vigor tão sonhado. No entanto, muitas vezes, negligenciam as medicações que de fato fazem a diferença na vida do idoso, como os medicamentos de uso contínuo, essenciais para o controle de várias doenças deflagradas pelo passar dos anos.

Contudo, temos observado que só é possível elaborar novos projetos viáveis e efetivos quando se trava um contato direto com essa realidade (externa e interna). Perguntas como: "O que eu gosto de fazer?"; "O que é possível eu realizar?";

"Seria possível voltar a estudar, aprender um novo idioma, dançar, nadar, cantar, andar de bicicleta?"; "Seria possível retomar projetos adiados por causa dos filhos pequenos, da falta de dinheiro, de liberdade ou mesmo de espaços públicos onde pudessem ser realizados?" não sabemos responder. Podemos apenas estimular as reflexões sobre isso. Podemos falar sobre as transformações do mundo, já que alguns sofrimentos da juventude podem ser divulgados publicamente e tratados de outra maneira na atualidade. Sabemos que o reconhecimento e a compreensão dos nossos próprios limites minimizam as frustrações.

Portanto, nossa proposta é conversar com vocês, leitoras e leitores, sobre alguns pontos que elegemos para esse momento. Levando em conta nossa experiência profissional, desejamos que essa conversa possa suscitar reflexões profícuas e transformações possíveis.

O último censo demográfico realizado no Brasil em 2022 informa que em 12 anos o número de idosos no Brasil cresceu 57,4%. O levantamento do IBGE também indica que em 2022 havia seis milhões de mulheres a mais do que homens. Esse crescimento da população 65+, associado à redução dos nascimentos, torna evidente o envelhecimento da população brasileira.

Em outros tempos, envelhecer significava adquirir conhecimentos, experiências e sabedorias a serem passadas adiante. Houve um tempo em que envelhecer era aceitar o inexorável, ou seja, "deixar o velho morrer". O pré-conceito em relação ao envelhecimento, muitas vezes internalizado em nós mesmos, parece ser sinônimo de doença, falta de vontade, desleixo com a própria imagem. Atualmente, a idealização do envelhecimento se direciona para outro extremo: o idoso precisa demonstrar os padrões desejáveis de um ser humano atuante, "apesar de" estar idoso…

1. FALANDO SOBRE A IMAGEM

É costume de nossa cultura fazer julgamentos impiedosos associados à imagem das pessoas. A tirania imposta pela apresentação de uma silhueta e de uma imagem "bonita", aceitas pela sociedade, afeta um número cada vez maior de mulheres e homens.

A sociedade contemporânea começa a dar um sentido ao corpo individual como corpo "coisa", quase independente da mente e das emoções. O corpo se tornou o "cartão de visitas" das pessoas. A partir da preocupação excessiva com medicações "milagrosas", cirurgias e procedimentos que escondem as marcas do envelhecimento, a própria cultura vai colaborando com a criação das mentes fixadas na ideia de se conseguir recuperar a juventude. A insegurança frente ao seu próprio corpo e a submissão sem vacilar a essa pressão excessiva trazem aos nossos consultórios sofrimentos subjetivados a partir dessa cultura vigente. A imagem corporal se refere à representação mental do próprio corpo, com as atitudes, os sentimentos, as fantasias e os conflitos associados diretamente a ele. A imagem corporal não é apenas uma construção cognitiva, mas também um reflexo dos desejos, das atitudes emocionais e das interações sociais. Nossos pacientes em processo de envelhecimento nos contam sobre os desajustes psicossociais, a diminuição da autoestima, a depreciação da sua imagem, o isolamento social, o abandono dos familiares mais jovens, entre outras situações.

"A senhora tem 75 anos? Não parece".

Talvez você, leitora ou leitor, já tenha passado por essa experiência. É provável que tenha sentido orgulho pelo julgamento da sua aparência ser mais jovem do que a sua idade. Talvez tenha sentido certa estranheza, afinal a sua idade está avançando, mas você se sente com muita energia e vontade de viver. Talvez você tenha planos e tenha se organizado para realizá-los. Essa fala é bastante repetida pelos nossos pacientes. Eles nos contam isso com um misto de orgulho e de estranhamento. Observamos que, em geral, o orgulho condiz com a associação jovial à aparência mais do que a idade que apresentam. Esse orgulho parece se originar na identificação e na subjetivação de que a única forma de beleza é aquela da juventude.

Chamamos de "identificação" a impressão de que reconhecemos em nós algo que vem de fora, seja da fala do outro, de uma opinião que ouvimos no rádio, de uma cena de uma novela, de um livro etc. Estamos nos identificando. A "subjetivação" por sua vez se refere a conceitos e a valores impregnados em nós que fomos recebendo da família, da escola, da cultura e que passam também a ser nossos, como se tivessem nascido conosco. Falamos e agimos como se aquela ideia nos pertencesse desde sempre (Freud, 1972).

Ao mesmo tempo, pacientes relatam uma sensação de estranhamento, que ao ser mencionada durante o acompanhamento psicoterápico, traz reflexões e questionamentos, tais como: "Às vezes percebo a beleza das rugas. Adoro as minhas rugas"; "Adoro ter essa experiência da vida. Ela me faz sentir mais forte"; "Afinal se estou mais velha é porque estou viva, não morri jovem!"; "Tenho muitos projetos. O que faço com eles?".

Essas reflexões trazem à tona o reconhecimento dos próprios preconceitos internalizados durante grande parte da idade adulta ou desde a infância. Para citar alguns deles: lembranças da infância relacionadas a preocupações com os primeiros cabelos brancos; excesso de cuidados com os mais velhos como se fossem adultos apenas aguardando o momento da morte; aposentados que se martirizavam pela chatice da ociosidade; mulheres e homens que, pela viuvez, eram designados a morar com filhos ou filhas e cuja única atividade era cuidar dos netos e netas sem poder manifestar qualquer desejo; entre outros.

O acompanhamento psicoterápico oferece a oportunidade de trazer à consciência ideias que facilitam a desconstrução de preconceitos por meio da fala, da palavra. As(os) pacientes começam a perceber o quanto sofreram e ainda sofrem por ideias que não fazem mais sentido nas perspectivas atuais de amadurecimento na vida. Eles acabam percebendo que estavam inconscientemente apegados a essas ideias. Essa percepção colocada em palavras pode iniciar um processo interessante de desapego a emoções não mais necessárias.

2. FALANDO SOBRE ENVELHECIMENTO E RESTRIÇÕES

Não é tão simples desconstruir um conjunto de saberes, crenças e expressões, tanto regionais quanto do grupo humano. Nós temos uma história atrelada ao envelhecimento que sempre apontou para "restrições óbvias", tais como "O velho anda devagar", "O velho tem acuidade visual e auditiva diminuídas", "O velho tem raciocínio mais lento", "O velho tem o trato digestório comprometido e por isso deve comer menos", "O velho não deve conduzir veículos pois seus reflexos são tardios ou ausentes", entre muitas outras. Essas falas, hábitos e costumes que apontam para as ideias restritivas, soavam como uma sentença. Parece que a partir de uma determinada idade os adultos deveriam começar a se preparar inconscientemente para este novo cenário da vida: cadeira de balanço, pantufas e bengalas. Aliás, as bengalas já fizeram parte essencial da indumentária masculina, visto que homens elegantes costumavam usá-las. Passada a moda, as bengalas foram destinadas exclusivamente para auxiliar nas dificuldades locomotoras.

Atualmente temos pessoas 60+ que iniciaram cursos em universidades, almejando encontrar outras profissões, mudando de moradia indo para outras cidades e buscando novos relacionamentos. Esse movimento fornece um novo contorno, uma "nova cara" às pessoas 60+. Ainda assim, enfrentamos muitas restrições, como, por exemplo, com o mercado de trabalho, com adaptação a novas tecnologias, com algum tipo de trabalho que possa complementar a renda da aposentadoria, com a aceitação dos mais jovens em dividir espaço ou projetos de trabalho com pessoas mais velhas, etc.

Nos últimos anos, a longevidade e as mudanças sociais trouxeram em seu bojo novas demandas. Temos cada vez mais pessoas 60+ morando sozinhas: seja porque perderam seus cônjuges; porque não tiveram um relacionamento mais longo; porque não tiveram filhos ou porque tiveram, e eles estão vivendo longe e cuidando de suas próprias vidas ou de seus filhos, o que os impossibilita de cuidar de seus idosos.

Cada vez mais a sociedade é convocada a participar, a discutir, a elaborar junto ao poder público novas perspectivas que abarquem com dignidade toda essa nova população, em todas as camadas sociais, tomando as devidas providências para que o avanço da idade não se transforme num estorvo social nos grandes centros urbanos nem nas cidades mais distantes e menos desenvolvidas.

Observamos em nossos pacientes, por meio de seus relatos, a questão da saúde aparecendo como a mola mestra para que as outras coisas aconteçam, sobretudo a saúde mental. O conceito de saúde definido pela Organização Mundial de Saúde (OMS) em 1946 fala sobre "um estado de completo bem estar físico, mental e social, e não apenas ausência de doença" (OMS, 1946). Quando conseguimos auxiliar nossos pacientes a resgatar sua saúde e seu equilíbrio emocional, é possível que eles saiam desse lugar de proteção do estado e de familiares e passem a ser protagonistas de suas histórias. Passam a ser o sujeito "que faz parte".

Esse sujeito "que faz parte" circula e atua nas esferas pública, familiar e social. Ele busca diversas maneiras de estar no mundo e não se conforma com as restrições; pelo contrário, tenta se reinventar, almejando novas possibilidades, fazendo diferente; isto é, ressignificando o que tem. É gratificante quando percebemos em nossos pacientes um movimento consciente de ressignificação. Para Richard Bandler e Tom Green, fundadores da Programação Neurolinguística (PNL), a ressignificação é "Reformular, ou seja, modificar o molde pelo qual uma pessoa percebe os acontecimentos a fim de alterar o seu significado" (Bandler; Grinder, 1946, p. 9).

Como dissemos antes, é muito difícil desconstruir os modelos antigos nos quais estivemos inseridos desde sempre. O medo da mudança é natural. Quando há uma proposta de mudar radicalmente alguma coisa, a recusa é a primeira reação. No entanto, quando apontamos com cuidado os novos caminhos e contextos, as pessoas conseguem perceber que há um contexto interno (o da sua subjetividade) e, ao torná-lo mais consciente, as mudanças serão experimentadas espontaneamente. A pessoa vai se tornando mais livre para decidir.

3. FALANDO SOBRE TEMPO DE REFLEXÃO E IMEDIATISMO

Na sociedade em que vivemos, o tempo dedicado à reflexão está cada vez mais reduzido. O imediatismo direciona para a necessidade de respostas rápidas e sem grandes aprofundamentos. As pessoas se tornam consumistas. Diferentemente da perspectiva médica, que busca objetivar e mensurar o sintoma do paciente, o atendimento psicoterápico vai em busca da maneira como a pessoa subjetiva o seu sintoma.

Envelhecer é muito mais do que estar com todas as taxas e marcadores basais equilibrados. É um processo que exige um investimento na subjetividade do sujeito, que apenas ele consegue dar conta: sua maneira de perceber o mundo e de interagir com ele, seus desejos, seus sonhos e suas expectativas dentro desse contexto. Analisemos o fragmento reproduzido a seguir (Gibran, 1976, p. 59):

> E um astrônomo disse: "Mestre, que dizes do Tempo?".
> E ele respondeu:
> Gostaríeis de medir o tempo, o ilimitado e o incomensurável.
> Gostaríeis de ajustar vosso comportamento e mesmo reger o curso de vossa alma de acordo com as horas e as estações.
> Do tempo, gostaríeis de fazer um rio, na margem do qual vos sentaríeis para observar correr as águas [...].

É desse tempo reflexivo e terno que estamos cada vez mais distantes. A modernidade nos acena com "O tempo líquido", conceito criado pelo sociólogo Zygmunt Bauman, das mudanças rápidas, pouco consistentes e imprevisíveis (Bauman, 1999).

As pessoas 60+ com as quais trabalhamos questionam a qualidade das relações de amizade que seus filhos e netos dizem ter nas redes sociais, quantos deles os visitam ou são visitados por eles. Para as pessoas dessa faixa etária, é necessário contar com os amigos e familiares, encontrar, falar pessoalmente, saber como estão e falar de si. Alguns ficam perplexos com a possibilidade de uma chamada de vídeo, mas conservam a esperança de um encontro de "verdade".

Quando falamos para eles que a internet é uma ferramenta dos tempos atuais, para facilitar as relações de trabalho e de comunicação a longa distância, mas nem por isso substitui o lugar do prazer de sentar junto para um café, olhar nos olhos e trocar um abraço, há os que dizem: "É bom, né, mas fulano não está aqui pra saber como eu estou me sentindo". Essa fala deixa evidente que para saber o que o outro está sentindo é preciso "olho no olho". São coisas que os hábitos simples, como se sentar para tomar um café junto dos amigos ou dos familiares, são capazes de desencadear.

De fato, a facilidade das comunicações supre as necessidades do mundo globalizado, porém precisamos cuidar da fragilidade subjetiva que isso traz. Qualquer um pode ser desconectado a qualquer momento sem ter a chance de se explicar, de pedir desculpas ou de poder desculpar alguém. Isso quer dizer que estar conectado nas redes sociais não significa ter uma rede de apoio.

O imediatismo disseminado pelos tempos atuais, que exacerba o consumo, pode tornar as relações interpessoais muito frágeis. Por isso, nosso trabalho não é apenas de ter uma escuta passiva. Incentivamos nossos pacientes a se inserirem em grupos que possibilitem trocas efetivas, contando com o seu "estofo" interno, ou seja, com seu jeito, com seu recurso, com suas possibilidades, fazer o melhor com o que se tem.

4. FALANDO SOBRE ESPERANÇA E MUDANÇAS DE PERSPECTIVAS

Como esse tema chega aos nossos consultórios? É com grande frequência que as pessoas com mais idade ou mais debilitadas nos dizem ter perdido as esperanças. Costumam vir para a psicoterapia por pedido de um familiar ou por uma indicação médica. Também é recorrente ouvirmos do familiar: "Começar a psicoterapia é a nossa última esperança. Fulana(o) não se ajuda!". Então cabe a nós, profissionais da área da saúde, conseguir entender que esperança é essa de que falam.

O professor e filósofo Mario Sergio Cortella nos apresenta a diferença entre "Esperança", expectativa de uma solução, e "Esperança", do verbo "Esperançar". Esperançar é movimento, contribuir para que algo aconteça. É nesse sentido que nós, psicoterapeutas que temos pacientes 60+, devemos auxiliá-los a pensar nesse movimento de fazer acontecer, ou seja, dar o melhor dentro das condições disponíveis (Cortella, 2022).

Esse melhor pode estar ao alcance da mão, mas é preciso que a pessoa entenda que não é um milagre, uma coincidência, nem o acaso, mas sim o fruto do seu desejo e o manejo para se modificar e buscar transformar a situação em que se encontra. Desvendar a psicologia do envelhecimento é perceber que ao longo da vida desenvolvemos novas habilidades, novos olhares para situações, que, num outro momento, não faziam o menor sentido.

Há algum tempo, quando começou a surgir o trabalho de organizadores de excursões que ofereciam uma programação de espetáculos ou de passeios incluindo a condução e os ingressos, muitos aposentados tiveram a oportunidade de usufruir desse tipo de lazer sem depender de um familiar que os acompanhasse. Com frequência se ouviam comentários do tipo: "Programa de velho" ou "Isso é muito bacana, mas só rico pode fazer". Quando percebemos que continuamos a desenvolver potenciais, percebemos a existência de inúmeros contextos ao longo da vida que não nos detêm a um só modelo — outrora imaginado — de que podíamos fazer só o que o dinheiro compra. Sem dúvida, o dinheiro é a engrenagem do capitalismo. No entanto, a capacidade de enxergar o mundo de maneiras diferentes com criatividade, como numa obra inacabada, é o caminho para seguirmos adiante. Ao reinventar possibilidades que viabilizem o caminhar, podemos encontrar novas chances.

Em muitas empreitadas bem-sucedidas podemos ver essas pessoas conquistando devagar novos propósitos. Iniciar uma caminhada, que a princípio era apenas ir ao mercado ou à farmácia, começa a se estender. De repente, essas pessoas experimentam ir à praça mais próxima de suas residências e encontrar aqueles grupos 60+ que fazem atividades guiadas por profissionais subsidiados por ONGs ou por projetos pessoais. Realizam programas de caminhada, comemorações de aniversários, idas ao teatro e ao cinema ou a shows a preços populares que fazem a diferença na vida do idoso.

Sabemos que o contato com amigos, netos e animais de estimação aproximam as pessoas. Suscitam um "dedo de prosa", pois podem falar de assuntos comuns, contar novidades, agendar programações, entre outros. Para além disso, temos aqueles que se reúnem com os amigos para uma viagem, para dançar, para rodas de conversas ou de música, para ir à praia, a cursos, à academia, à igreja ou a trabalhos voluntários. É comum encontrar nesses grupos pessoas que antes não costumavam praticar a solidariedade ou um gesto de gratidão pela vida.

Mário Sérgio Cortella fala sobre *A Divina Comédia*, obra de Dante Alighieri. Nela, conta-se a jornada de Dante pelo "Inferno", pelo "Purgatório" e pelo "Paraíso". Na porta do inferno há uma placa que diz: "Deixai fora toda a esperança, vós que entrais". Quando o inferno está entre nós, a esperança deixa de ter presença. A pessoa está tão identificada com esse "inferno" que vai levantando barreiras, aparentemente intransponíveis.

Nossa função psicoterápica tem como propósito ajudar essas pessoas a reconstruírem uma vida possível. E são justamente essas vivências e atividades de grupo em que há solidariedade, empatia e compreensão do desejo do outro e de seus próprios desejos que vão edificando a esperança do verbo "esperançar". A psicoterapia incentiva a busca desses grupos como forma de interações e vivências. Grupos nos quais a pessoa, rodeada de iguais, pode perceber que existe a possibilidade de transformação.

Ser grato e não esperar que as coisas aconteçam por acaso ou pela vontade do universo são maneiras de avistar que é possível ter vida ativa e com dignidade nessa fase. Essa é a esperança que nos ensina Paulo Freire: "Esperançar é se levantar, esperançar é ir atrás, esperançar é não desistir! Esperançar é levar adiante, esperançar é juntar-se com outros para fazer de outro modo" (Freire, 1992, p. 245).

Esse é o tom desejável quando trabalhamos em psicoterapia com nossos pacientes. Sermos capazes de transmitir a eles que o medo pode estar presente, mas pode ser derrotado. É transmitir que faremos juntos o nosso melhor nas condições que temos.

5. CASOS CLÍNICOS: AS ESTÓRIAS DE CORA E DE MARIA

Caso clínico 1: Cora, uma grande mudança por meio de um movimento simples

(relatado por Joséria Lacerda Goldfeld)

Vou chamar de "Cora" a pessoa sobre quem vou falar, preservando a sua identidade. Cora, 78 anos, viúva, quatro filhos e cinco netos. A avaliação psicológica foi solicitada pela equipe multidisciplinar da qual fiz parte por alguns anos. Seu quadro clínico geral indicava taxas e marcadores basais equilibrados. Anteriormente, Cora tinha sido internada em decorrência de um quadro de pneumonia e infecção urinária; porém, clinicamente, naquele momento, nada justificava a apatia observada pela equipe. De acordo com seus familiares, esse estado de ânimo existia desde a morte de seu esposo e parecia aumentar.

Primeira entrevista para atendimento

Foram ouvidas as queixas sobre o suposto declínio de Cora, relatos feitos por uma de suas filhas; volta e meia, ela era interrompida pela empregada, reiterando o que a filha dizia e acrescentando o seu parecer. Em nenhum momento Cora esboçou qualquer reação. Depois de ouvi-las, pedi que nos deixassem a sós. Nesse momento, recebi um olhar de desprezo e meia dúzia de palavras se referindo ao que tinham acabado de me dizer sobre a sua história.

Combinamos um próximo encontro para uma semana depois. Procurei deixar bem claro que o relato dos familiares e da equipe médica sobre o adoecimento da paciente não seria o nosso ponto de partida, mas uma versão de sua história contada por ela. A proposta foi feita carregada de dúvidas quanto à sua aceitação. Para mim, tinha ficado evidente o que na teoria de Winnicott é identificado como "criatividade primária". De acordo com o autor:

> [...] o mundo é criado de novo por cada ser humano, que começa o seu trabalho no mínimo tão cedo quanto o momento do seu nascimento e da primeira mamada teórica. Aquilo que o bebê cria depende em grande parte daquilo que é apresentado no momento da criatividade, pela mãe que se adapta ativamente as necessidades do bebê. Mas, se a criatividade do bebê está ausente, os detalhes apresentados pela mãe não terão sentido (Winnicott, 2006).

Ao nos despedirmos, a paciente correspondeu ao abraço. No encontro seguinte, pedi aos familiares que nos deixassem a sós. Nesse momento, me questionaram se ela teria condições de responder as perguntas que eu faria. Respondi que seria breve, mas se houvesse necessidade os chamaria, e assim foi.

Em cerca de 30 minutos, deu-se o seguinte diálogo:

Ela me disse:

— A senhora me desculpe, vou continuar deitada, a senhora pode sentar aí.

Respondi:

— Não há do que desculpar, estou bem e muita agradecida por me receber.

Então, me sentei em uma cadeira ao lado da cama. Permanecemos em silêncio. Reparei que em uma mesinha de cabeceira tinha algumas imagens, um terço, uns retratos que não conseguia identificar de longe. Arrisquei uma pergunta:

— A que horas a senhora costuma rezar o terço?

Ela me respondeu:
— Nem tenho rezado.

Continuei dizendo:
— É, às vezes, rezar o terço todo e sozinha dá até sono, né? Mas uma Ave Maria de repente conecta a gente.

Cora deu um risinho e me perguntou:
— A senhora reza?

Respondi:
— Não sou das mais rezadeiras, mas respeito e acredito no sentido para quem reza.

Breve silêncio.

Cora falou, puxando uma pequena imagem de Nossa Senhora de Fátima que estava embaixo do travesseiro:
— Já tive mais fé. Agora, às vezes, até brigo com minha santinha.

Logo em seguida, comentei:
— Nossa Senhora de Fátima deve ser sua amiga de verdade. E as amigas de verdade suportam nossas raivas e mau-humor e esperam a raiva passar.

Ela me disse:
— Não sou de guardar raiva. Que Deus me perdoe pelos meus pecados.

Perguntei:
— A senhora já se perdoou?

Ouvi alguns murmúrios pareciam um choro ou suspiro. Apenas peguei em sua mão, a mesma que segurava a Santinha, e disse:

— A senhora está em boa companhia. A gente pode conversar sobre isso depois.

Cora perguntou:
— A senhora já vai?

Então, eu disse:
— Não, posso ficar mais um pouco, se a senhora quiser.

De imediato, Cora responde:
— Vou pedir a minha filha para fazer um café. A senhora aceita um cafezinho?

Aceito, dizendo:
— Sim, adoraria tomar um café com a senhora.

Naquele momento, esse café foi a melhor coisa que me aconteceu, pois pude me assegurar de que ela ficaria bem. Então, Cora se levantou e fomos para a sala tomar café. A sua nora e a sua filha ficaram nos olhando e se entreolhando na tentativa de obter qualquer explicação, quando perguntaram, quase ao mesmo tempo:

— A senhora volta na semana que vem?

Respondi que sim, indo em busca do olhar de Cora para ver se tinha o consentimento do meu retorno. Reiterei a todas que se houvesse necessidade poderiam me ligar a qualquer momento, não precisavam esperar pelo dia marcado, e foi assim que me despedi.

Confesso que, durante aquela semana, volta e meia me pegava pensando em como estabelecer um vínculo com Cora. Quando chegou o dia da visita, deixei de lado todas as expectativas e a busca por algo objetivo no seu quadro clínico que pudesse estabelecer um diálogo. Optei por usar a minha própria "bússola" do modo mais simples: colocá-la na palma da mão junto ao peito e seguir a seta.

Cheguei à residência de Cora e fui recebida pela filha. Assim que entrei, ela me entregou uma pasta que continha anotações e registros dos outros profissionais da equipe e me disse:

— A mamãe está dormindo. Esta semana não esteve muito bem, sem querer comer e muito chorosa. Acho que a senhora não vai falar com ela. Quer que a acorde?

Respondi:

— Não, vamos conversando enquanto vejo o prontuário. Se ela acordar, nos falamos. Se não, nos falaremos na próxima semana.

Assim fizemos. No prontuário, não encontrei nenhuma notificação de mudança do quadro clínico, exceto no relato da fisioterapeuta, que apontava a falta de ânimo e certa sonolência na paciente, que a impediu de cumprir com os exercícios propostos.

Então, fiz uma pergunta afirmativa para a filha de Cora:

— Você parece preocupada com a saúde de sua mãe e dedica boa parte do seu dia aos cuidados dela.

Ela me disse:

— Sim, fico desesperada.

Neste momento, Cora aparece na porta, pedindo desculpas por me fazer esperar e se dirigindo à filha para que ela nos trouxesse café. Eu a cumprimentei, dizendo que estava feliz por vê-la, perguntando como ela tinha passado a semana. Cora fez alguns relatos de inapetência, mas havia dormido bem quase todas as noites.

A essa altura do caso, tomo como referência outro trecho do livro *Natureza humana*, de Winnicott, sobre criatividade primária: "O problema da criatividade primária foi discutido como pertencendo à mais tenra infância; mas para sermos precisos, trata-se de um problema que jamais deixa de ter sentido enquanto o indivíduo estiver vivo" (Winnicott, 1990, p. 130). A partir desse encontro com Cora, a sua história pôde ser reorganizada. História que parecia ter sido encoberta ou "desintegrada" devido a tantas urgências e intercorrências difíceis ao longo de sua vida.

CAPÍTULO 2 – DESVENDANDO A PSICOLOGIA DO ENVELHECIMENTO

Aos poucos, ela me falou sobre a vinda da família para o Brasil, quando ela tinha por volta de 11 anos, junto com um irmão de 6 anos e sua mãe, que estava grávida, depois de ter perdido dois filhos pequenos. Seu pai tinha vindo antes para garantir a chegada da esposa e dos filhos. A família encontrou dificuldades comuns a todos os imigrantes: trabalho, moradia, contando só com ajuda dos patrícios. Poucos meses depois, o irmão mais novo nasceu. E Cora comentou:

— O pequenino não vingou.

Ela relata a sua história como se desejasse se lembrar de alguma coisa que a tivesse dado prazer e que agora poderia ser resgatada. Estudou pouco, até o quarto ano primário, gostava muito da escola. Acabou se casando entre os 16 e 17 anos, pois seu pai havia falecido, sua mãe trabalhava como costureira e lavadeira nas casas de família e seu irmão já começava a causar preocupações. Conta que, sendo casada, ela e o marido poderiam ajudar a amparar a mãe. O marido trabalhava num bar, nos arredores do Centro. Ela conta:

— Ele era o braço direito.

O dono do bar já estava em idade avançada e muito doente. Como ele não tinha família, o casal acabou herdando o estabelecimento com todas as dívidas. No entanto, conseguiram se restabelecer e prosperar em pouco tempo. Ela e o esposo trabalhavam das 4h30 até às 23h, de segunda-feira a sábado. Cora ficava incumbida da cozinha e também cuidava da limpeza do bar.

Antes de completar 18 anos, ela foi "abençoada" com a maternidade. Esse relato foi acompanhado de choro e de riso ao mesmo tempo. Nesse momento, a paciente manifestou muita raiva por não ter podido aproveitar mais essa experiência, pois logo voltou ao trabalho. Contava com o auxílio de sua mãe, mas não conseguia se desligar completamente, já que moravam nos fundos do bar e dava para ouvir o choro do bebê. Volta e meia corria lá para amamentá-lo e logo em seguida voltava ao trabalho.

A diferença de idade entre ela e o esposo era de mais ou menos 12 anos. Ele era muito ciumento e ficou pior depois do nascimento do filho. Passou a exigir que ela o acompanhasse até o Ceasa de madrugada para fazer as compras. Conforme conta Cora, depois do segundo ou terceiro dia de compras, o esposo decidiu que seria melhor que ela ficasse em casa, "pois aqueles homens burros de cargas do mercado lhe ferviam o sangue e ele não levaria uma desonra para casa".

Apesar dos sofrimentos, a vida prosseguia e eles prosperavam. A mãe de Cora cuidava do neto, embora tivesse o coração apertado por conta do filho mais novo. Enquanto isso, o irmão de Cora sempre estava metido em encrencas. Por esse motivo, o marido de Cora não o queria mais em sua casa. O primeiro filho de Cora estava prestes a completar 11 anos quando ela engravidou pela segunda vez. Nasceu uma menina, que logo nos primeiros meses de vida ficou muito doente. A mãe dela já estava mais velha e adoentada, porém continuava ajudando o casal. O filho de Cora não era muito chegado ao pai, que sempre lhe dizia que tinha sido paparicado pela avó, pois só vivia segurando livros e "nunca levou um murro na cara para reagir feito homem" [sic].

Ao longo dos encontros com Cora, foi possível perceber uma característica indispensável nas pessoas capazes de recriar a vida: a sagacidade. Nosso trabalho só foi possível por sua resiliência, capacidade, discernimento e coragem de carinhosamente impor alguns limites aos filhos e nora quando eles queriam que ela fizesse o que, na opinião deles, era o melhor. Uma das coisas seria deixar o apartamento dela e ir morar com a filha mais nova: passear com as vizinhas, com filhos e netos. No entanto, Cora queria era ser dona da própria vida. Trabalhou duramente para proporcionar aos filhos o que ela não teve, "poder estudar". Ela dizia que sua liberdade foi ceifada pelas contingências da vida, mas agora cada um teria que arcar com suas próprias responsabilidades — "ela não seria objeto de penitência para ninguém — se precisasse de cuidados não seriam mais do que os necessários. Até mesmo ficar num asilo seria razoável" [sic].

Durante nossos encontros, os filhos de Cora sempre me solicitavam orientações sobre como lidar com a mãe a partir daquele momento. A partir do meu posicionamento profissional, sugeri que, sempre que possível, ouvissem a mãe e respeitassem as decisões que ela tomasse, uma vez que ela gozava de excelente orientação pessoal, temporal e espacial e não apresentava nenhuma limitação física ou doença limitante. Aconselhei-os que seria importante que eles permanecessem em contato com ela, não deixando de visitá-la e de convidá-la para participar dos encontros familiares, deixando que ela escolhesse o que fazer para se distrair.

Em uma de nossas conversas, perguntei o que ela faria que lhe desse prazer. E a resposta foi:

— Cozinhar.

Ao ouvir isso, a filha pergunta:

— Quer um emprego de cozinheira?

De pronto, Cora responde:

— Se fosse para te sustentar, eu não pensaria duas vezes.

A filha pegou a bolsa e saiu.

Nesse ponto, me reporto outra vez ao livro *Natureza humana*, de Winnicott (1990, p. 131): "A integração significa responsabilidade, ao mesmo tempo que consciência, um conjunto de memórias e a junção de passado, presente e futuro dentro de um relacionamento".

A visita foi encerrada, pois naquele momento a integração estava consumada. Nos próximos encontros, a família já havia decidido junto com Cora como seria a possibilidade de ela cozinhar para os filhos e netos. Esse caso nos dá a dimensão da palavra e do desejo do sujeito. O velho pode decidir o que fazer e isso traz ganhos para ele e seus familiares. Ele é sujeito de si.

Caso clínico 2: Maria

(relatado por Helena Müller)

No novo tempo, apesar dos castigos
estamos crescidos, estamos atentos,
estamos mais vivos, pra nos socorrer

(Ivan Lins, *Novo Tempo*, 1980)

Maria, assim chamada para não ser identificada, tinha por volta de 68 anos, duas filhas, dois genros e dois netos. Faz muitos anos que é casada pela segunda vez. Seu atual marido se inseriu com facilidade na dinâmica familiar. É ele quem a traz para a primeira entrevista e participa desse momento inicial. Maria mal conseguia verbalizar o que estava sentindo ou mesmo o que tinha acontecido com ela. Ela trazia um suposto diagnóstico de depressão grave. Aos poucos, a paciente foi conseguindo tecer a sua história a partir da crise que a deixou assim. Maria contou que, um ano e meio antes de vir para a psicoterapia, o pai de suas filhas tinha tido uma morte rápida, em decorrência de um câncer. Já estavam separados fazia muitos anos.

Maria era aquela pessoa que tinha ideias próprias e buscava ajudar todos à sua volta: trabalhava, levava e buscava os netos na creche e na escola e discordava e concordava sobre a educação deles, apesar de as filhas estarem casadas e pensarem de maneira bem diferente da mãe. Durante os encontros, essas características de ser uma pessoa dominadora e extremamente "poderosa" foram aparecendo. Elas se contrastavam com a pessoa apática que estava sentada à minha frente, que falava "enrolado", chorava muito e dependia de terceiros para chegar às sessões.

Em alguns momentos, parecia que ela tinha algum problema neurológico grave. Com seus relatos, foi possível perceber que a sua dificuldade de fala estava possivelmente relacionada aos efeitos dos medicamentos que tomava. Quando era questionada se poderíamos conversar com o médico psiquiatra que a atendia para entender melhor o critério da variação da medicação, tanto Maria quanto seu marido (que, aos poucos, começou a ficar na sala de espera e só participava quando era solicitado) temiam que ela pudesse perder a licença médica caso alguma mudança fosse solicitada. Maria apresentava muitas inseguranças em relação a voltar para o trabalho.

Era corriqueiro que Maria chegasse acompanhada. Entrava sozinha no atendimento com uma bolsa e uma sacola cheia. Não falava sobre o conteúdo da sacola, me passando a ideia de que, simbolicamente, fosse obrigada a carregar mais peso do que podia. Apenas chorava muito.

Não via futuro no seu estado geral. Não conseguia se ver voltando ao trabalho. Desesperava-se pensando nas filhas, como se ainda fossem crianças dependentes dela.

Em entrevista feita com as filhas, foi comentado que a mãe era uma mulher forte e determinada e que dava cobertura para todas as necessidades delas. Ainda disseram que Maria recebeu muita ajuda de sua mãe para a criação delas, uma vez que precisava sair de casa e enfrentar as jornadas de trabalho.

O tempo foi passando e a minha percepção de que Maria não caminhava no processo terapêutico só aumentava. Não dava qualquer sinal de melhora. Qualquer fala que pudesse gerar alguma reflexão ou adesão ao tratamento sempre era rejeitada. Não demonstrava qualquer sinal de alívio, comum a quem tem um espaço terapêutico para desabafar. Todas as minhas tentativas eram invalidadas com choros e negativas.

No entanto, Maria vinha sempre às sessões. Nunca faltava e chegava sem atraso no horário marcado. E chorava muito e repetia as histórias.

CAPÍTULO 2 – DESVENDANDO A PSICOLOGIA DO ENVELHECIMENTO

Até que uma descoberta foi feita: Maria tinha sido fumante. Logo após a morte do pai de suas filhas, se consultou com um pneumologista que, segundo a paciente, disse que ela poderia estar com câncer no pulmão. Maria não contou isso para ninguém. Nem para as filhas e tampouco para o marido. Após alguns meses que guardava esse segredo e que também tinha parado de fumar, começou a ter os sinais de angústia que deflagraram os primeiros sinais de sua crise.

A partir dessa informação, comecei a construir algumas hipóteses e a fazer perguntas, tais como:

- Por que Maria mantinha esse grau de dificuldade de comunicação com sua família?
- Quais crenças de Maria a impediam de explicitar isso para sua família?
- Para que Maria era tão obstinada em dar conta de tudo sozinha?
- Não estaria essa crise de Maria também relacionada à síndrome de abstinência do tabaco?
- O que impediu Maria de buscar por outro médico para confirmar um possível diagnóstico de câncer?

Sem desconstruirmos essa prepotência que Maria vivenciava, não seria possível encadear novas reflexões, possibilitando uma nova leitura da sua vida. Nesse momento, Maria aceitou procurar outro profissional, para adequar a sua medicação psiquiátrica e também obter outra opinião sobre o possível diagnóstico de câncer de pulmão. Juntas, também fomos trabalhando na desconstrução de seus medos.

No decorrer das sessões, percebi que, para Maria, ficar curada significava voltar a ser quem era antes do início da crise; ou seja, "uma super mulher", que fazia e resolvia tudo para todos. Retomo aqui conceito de Winnicott sobre a "mãe suficientemente boa" (Winnicott, 2006). Aqui relembramos que Winnicott nos fala sobre as imperfeições da mãe. Ao cuidar das necessidades de seu bebê, ela falha e busca corrigir essas falhas. Assim, passa a comunicar o amor de alguém que se preocupa.

A elaboração psíquica de Maria, resultado do nosso trabalho, possibilitou a revisão de seu novo contexto: suas filhas estão criadas, são adultas e independentes. Portanto, agora, Maria pode entender que suas filhas adultas continuarão sendo suas filhas. Seus títulos de mãe e de avó estão garantidos. O processo de interação com filhas e netos, com genros, amigos e com seu marido não carecem do seu domínio, muito menos de seu antigo papel de "super mulher".

No trabalho psicoterápico com pacientes 60+, há um resgate de tempo que pode ser vivido aqui e agora. Um tempo que, reconstruído e atualizado dentro dos novos contextos, permite deixar para trás outros tempos que não são mais necessários hoje. As estações se repetem, porém, as flores, cores e temperaturas mudam sempre. Essa é a beleza do tempo.

LEITURAS RECOMENDADAS

BANDLER, R.; GRINDER, J. *Ressignificando*. Programação neurolinguística e a transformação do significado. 8. ed. São Paulo: Summus, 1986.

BAUMAN, Z. *Modernidade líquida*. Rio de Janeiro: Zahar, 1999.

CORTELLA, M. S. Esperança não é esperar. *Canal do Cortella*, 19 set. 2022. Disponível em: https://www.youtube.com/watch?v=x9WOI4H7Ir4. Acesso em: 27 jul. 2024.

FREIRE, P. *Pedagogia da esperança:* um encontro com a pedagogia do oprimido. Rio de Janeiro: Paz e Terra, 1992.

FREUD, S. Trabalhos sobre a metapsicologia. *In:* FREUD, Sigmund. *Obras psicológicas completas de Sigmund Freud*. Rio de Janeiro: Imago, 1972.

GIBRAN, K. *O profeta*. Rio de Janeiro: Apex Gráfica, 1976.

HERMANN, F.; MINERBO, M. Sobre a migração dos valores morais da sexualidade à comida em "Creme e Castigo". *In*: CARONE, I. *Psicanálise fim de século*: ensaios críticos. São Paulo: Hacker, 1994, p. 19-36.

MÜLLER, H.; OLIVEIRA, S. Individuais psicodinâmicas. *In*: FREIRE, C. C. *et al. Cirurgias bariátricas e metabólicas*: tópicos de psicologia e psiquiatria. Rio de Janeiro: Rubio, 2020. p. 75-79.

ORGANIZAÇÃO MUNDIAL DE SAÚDE. *Conceito de saúde*. Genebra, Suíça: OMS, 2025. Disponível em: https://www.who.int/pt/about. Acesso em: 28 jul. 2024.

WINNICOTT, D. W. *Natureza humana*. Rio de Janeiro: Imago, 1990.

WINNICOTT, D. W. *Os bebês e suas mães*. São Paulo. Martins Fontes, 2006.

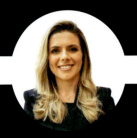
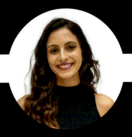

CAPÍTULO 3

Thalita Fialho da Rocha Magrani, PhD
Fernanda Fernandes Guerra

NUTRIÇÃO SUSTENTÁVEL E LONGEVIDADE

1. LONGEVIDADE HUMANA

Mundialmente, a proporção de idosos na população segue uma crescente. O aumento do número de idosos na população decorre do declínio da mortalidade precoce, registrado desde a década de 1950, devido à transição epidemiológica, em que observamos uma redução importante das doenças transmissíveis, associada a melhora da qualidade de vida.

Atualmente, existem 727 milhões de pessoas acima de 65 anos no mundo e meio milhão de centenários. Estima-se que em 2050 a população idosa duplique para mais de 1,6 bilhão. Nesse cenário, viver bem e melhor, mantendo o vigor, a resiliência e saúde com autonomia funcional passa a ser um desafio e uma prioridade de investigação para o bem-estar individual e sustentável em nível de sistema de saúde e economia mundial.

A longevidade é medida pela idade, e aqueles que atingem 85 anos ou mais são considerados longevos. A cada ano conquistado, se atingem limites extremos da vida humana. Centenários, por sua vez, são considerados indivíduos que atingem uma idade excepcionalmente avançada e isso faz com que estudiosos voltem suas pesquisas para identificar fatores ambientais favoráveis a essa maior expectativa de vida.

Estudos de coorte e caso-controle realizados ao redor do mundo observam que esses longevos tendem a ter menos doenças crônicas não transmissíveis e menos morbidades.

Pesquisas nessas populações são relevantes para o entendimento dos fatores que podem modificar o epigenoma ao longo da vida e os efeitos benéficos à saúde. Os resultados mais recentes relacionam fatores genéticos, macroambientais e microambientais à longevidade em humanos.

2. *BLUE ZONES* E OS IMPACTOS NA SAÚDE

As *Blue Zones*, ou Zonas Azuis de longevidade, são áreas geográficas caracterizadas por uma concentração significativa de residentes com vidas excepcionalmente longevas e sem incapacidades físicas e mentais relacionadas com a idade.

As *Blue Zones* são compostas por: Okinawa, no Japão; a província de Ogliastra, na Sardenha; a Península de Nicoya, na Costa Rica; Icária, na Grécia; e Loma Linda, na Califórnia. Essas cinco regiões do mundo são conhecidas pelo estilo de vida característico em relação a alimentação e comportamento, fazendo com que muitos indivíduos cheguem aos seus 90 anos, muitas vezes sem doenças crônicas ou comorbidades, preservando todas as suas funções ativas. Essas populações são promissoras para identificar fatores-chave para um envelhecimento saudável.

Pesquisadores destacam que, nessas regiões, o padrão de vida conta com nove pilares para um envelhecimento saudável, incluindo: exercitar-se, ter um propósito de vida, adotar rotinas menos estressantes, ter tempo de qualidade com a família e adquirir hábitos alimentares saudáveis.

Dentre os hábitos alimentares adotados pelos longevos, a "regra dos 80%" é uma estratégia que consiste em se alimentar até sentir-se 80% satisfeito, quando a fome foi saciada. Dessa maneira, é possível garantir o fornecimento de quantidades adequadas de alimento para o corpo, evitando possíveis excessos.

3. PADRÃO ALIMENTAR E LONGEVIDADE

Em 440 a.C., o médico grego Hipócrates disse uma frase que compõe um dos pilares para o envelhecimento saudável: "Deixe que a comida seja o seu remédio". Hoje já temos estudos que corroboram de forma significativa esse olhar milenar de Hipócrates.

Muito se discute a respeito de qual dieta ou padrão alimentar seria o mais adequado para promover uma boa qualidade de vida ao longo dos anos, visando a longevidade. Combinações específicas de nutrientes e alimentos, proporções e restrições adequadas, além de horários são algumas estratégias que se destacam, prevenindo doenças crônicas como diabetes, hipertensão, demência e problemas cardíacos.

4. RESTRIÇÃO ALIMENTAR

A restrição alimentar se refere à redução na ingestão de nutrientes específicos ou totais, desde que não cause danos e desnutrição. É entendida como uma limitação da ingestão de calorias totais diárias. Jejum, jejum intermitente ou baixa ingestão calórica diária tem mostrado efeitos biológicos e mecanismos de ação relacionados ao prolongamento da idade e minimização de doenças crônicas. Algumas hipóteses para tal relação se referem à redução da gordura corporal e a sinalização da insulina, além da diminuição da produção de espécie reativa de oxigênio e atenuação dos danos oxidativos.

Estudos mostram que essas restrições alimentares estão associadas de forma positiva na função das células-tronco, na regularização da homeostase, na regeneração de tecidos e na imunidade, sendo consideradas uma intervenção nutricional antienvelhecimento eficaz.

"*Hara hachi bu*" é uma expressão utilizada de forma milenar, originária de Okinawa, que significa que você deve parar de comer antes de ficar satisfeito. A fórmula 80% satisfeito visa a vitalidade e é praticada por um dos povos centenários.

5. DIETA MEDITERRÂNEA

A dieta mediterrânea foi mencionada em 1960 por Ancel Keys e desde então se tornou o padrão alimentar mais estudado e conhecido no mundo, trazendo consigo uma associação histórica de baixas taxas de doenças crônicas e aumento da longevidade. Na década de 1950, os estudos relacionados ao consumo alimentar e doenças crônicas evidenciavam uma associação positiva entre patologias cardiovasculares e consumo de gordura. Ancel Keys, entretanto, observou que em regiões do Mediterrâneo havia baixa prevalência de infartos do miocárdio, apesar do elevado consumo de gordura. Tal observação levou Keys a estudar a variedade dos alimentos e nutrientes pertencentes a cada alimento, classificando, portanto, grupos de nutrientes benéficos à saúde humana.

A dieta do mediterrâneo tem como base o consumo elevado de alimentos *in natura*, como vegetais, frutas, verduras, sementes e nozes; alguns alimentos minimamente processados ou processados como pães e cereais como feijões; alimentos sazonais e frescos; lácteos de forma moderada; peixes, ovos e aves e o consumo moderado de carne vermelha eventualmente; e azeite de oliva como principal fonte de gordura. O consumo moderado de vinho também se faz presente. Dentre diversos estudos ao longo de décadas, a dieta do mediterrâneo se mostra associada inversamente ao diabetes *mellitus* tipo 2, alguns cânceres, obesidade, doenças cardiovasculares e cognitivas, entre outras.

Alimentos submetidos a muitos processos industriais e acrescidos de substâncias químicas como corantes, edulcorantes e realçadores de sabor trazem malefícios diretos à saúde e ao funcionamento adequado do organismo. Estudos apontam que o consumo de industrializados com elevado teor de açúcar, sódio e carnes processadas está associado a aproximadamente 15% das mortes relacionadas à saúde cardiovascular em pessoas com menos de 65 anos de idade. De acordo com a *Global Burden of Disease*, entidade pertencente à Organização Mundial da Saúde, após estudo realizado em 195 países, de 1997 a 2017, verificou-se que 20% das mortes no mundo estão relacionadas à má alimentação.

Visando melhorias de alimentação e saúde da população brasileira, em 2014 o Ministério da Saúde publicou o "Guia alimentar para a população brasileira", com direcionamento ao grau de processamento dos alimentos, possibilitando maior entendimento e autonomia no que se refere à qualidade alimentar. Esse guia se tornou referência mundial. O documento categoriza os alimentos em quatro grupos e orienta sobre quais devem ser prioridade no dia a dia.

6. GRAU DE PROCESSAMENTO DOS ALIMENTOS

O "Guia alimentar para população brasileira" categoriza os alimentos em: alimentos *in natura*, alimentos minimamente processados, alimentos processados e alimentos ultraprocessados. Essa classificação foi criada para que possamos identificar quais alimentos são adequados para termos em nossas rotinas e quais devemos evitar.

6.1. Alimentos *in natura* e minimamente processados

São os alimentos que passaram por pouca ou nenhuma manipulação, sem que os modifiquem após serem retirados na natureza. Alimentos em sua forma mais pura e fresca. Podem ser de origem vegetal ou animal.

Os alimentos *in natura* devem ser a base da alimentação. O seu consumo regular e em quantidades adequadas garante o aporte necessário de vitaminas e minerais, além das fibras.

Alguns exemplos de alimentos *in natura* e minimamente processados: frutas, legumes, feijões, carnes, leite pasteurizado, castanhas, nozes, café, chás, milho, especiarias, iogurtes naturais, massas frescas e grãos secos e empacotados, como aveia e arroz.

Por que devemos basear nossa alimentação em frutas, vegetais e outros alimentos *in natura* ou minimamente processados, principalmente aqueles de origem vegetal?

Essa resposta requer algumas reflexões do ponto de vista biológico, cultural, social e ambiental.

As razões biológicas e culturais se referem à quantidade de energia ou calorias por grama (densidade de energia ou calórica) e à quantidade de nutrientes por caloria (teor de nutrientes). Quando consumimos alimentos de origem animal, conseguimos mais facilmente alcançar o aporte proteico e de vitaminas e minerais necessários para o dia. Entretanto, esse grupo alimentar é pobre em fibras, além de serem alimentos normalmente com maior quantidade de calorias e de gorduras saturadas por cem gramas de alimento. Em longo prazo, seu consumo excessivo pode favorecer o ganho de peso e o surgimento de doenças crônicas.

Já os alimentos de origem vegetal têm fibras, menor quantidade de calorias e diversos nutrientes e antioxidantes em 100 gramas de alimento, o que favorece a manutenção do peso adequado, da microbiota intestinal e proteção das doenças crônicas não transmissíveis. Além disso, a escolha pelo maior consumo de alimentos de origem vegetal reflete um sistema alimentar socialmente mais justo para o ambiente físico, para os animais e para a biodiversidade em geral.

Embora se deva priorizar o consumo de alimentos *in natura* e minimamente processados, o açúcar, o óleo, as gorduras e o sal são habitualmente inseridos na rotina como forma de preparações culinárias doces e salgadas. Esses produtos alimentícios são utilizados nas cozinhas com a finalidade de criar preparações saborosas para o dia a dia.

6.2. Alimentos processados

São os alimentos *in natura* após sofrerem modificação, como adição de sal, açúcar, óleo, cozimento e fermentação. Essas modificações são feitas com o objetivo de aumentar a durabilidade do alimento, além de agregar sabor e textura.

Os alimentos dessa classificação devem ser consumidos com menor frequência na rotina. Apesar de conseguirem manter boa parte das características dos alimentos, o sal e o açúcar adicionado podem ser prejudiciais à saúde, se consumidos em quantidades exageradas.

Alguns exemplos de alimentos processados: conservas de alimentos, peixes conservados em sal ou óleo, queijos, extrato de tomate, frutas em calda, carnes salgadas.

Por que devemos limitar o consumo de alimentos processados? Apesar de o alimento processado ter como base alimentos *in natura*, mantendo boa parte da sua identidade básica e a maioria dos seus nutrientes, a adição de sal e açúcar em quantidade elevada transforma o alimento original em um alimento potencialmente perigoso, podendo levar a doenças do coração, obesidade e outras doenças crônicas. Além disso, a perda da água sofrida durante o processo de fabricação eleva a concentração dos açúcares, sal e gordura em cem gramas do produto, tornando-os alimentos de alta densidade calórica, como queijos, frutas em calda, geleias, conservas de peixes, pães, carnes secas etc.

6.3. Alimentos ultraprocessados

São produtos feitos na indústria a partir de vários ingredientes, naturais ou não. Nesses produtos é comum a presença de grandes quantidades de gorduras, açúcares, sal, e ingredientes com nomes pouco familiares, como os conservantes, corantes, espessantes, emulsificantes e aromatizantes.

Os alimentos ultraprocessados são os que menos devemos ter na rotina. Por apresentarem altas quantidades de ingredientes industriais e por terem baixíssima quantidade de fibras, vitaminas e minerais, eles causam diversos malefícios para a saúde. Como são mais calóricos que os alimentos menos processados, é muito comum consumir uma pequena quantidade e extrapolar as quantidades recomendadas de calorias, tornando mais rápido o ganho de peso e os impactos negativos na saúde do coração, no metabolismo da glicose e no controle da pressão, por exemplo.

Apesar desses malefícios, a publicidade desses produtos é muito apelativa nos dias de hoje, deixando o produto cada vez mais atrativo, facilitando a inserção no dia a dia pela praticidade e pelo sabor extremamente agradável.

Alguns exemplos de alimentos ultraprocessados: biscoitos de pacote, macarrão instantâneo, refrigerantes, sorvetes, barras de cereal, bolos prontos, temperos instantâneos, cereal matinal, pão de pacote, comidas congeladas.

Por que evitar os alimentos ultraprocessados? Motivos não faltam. A composição nutricional desbalanceada dos ingredientes está diretamente ligada à ocorrência de cânceres, diabetes e doenças do coração, além de excesso de peso, piora da saúde intestinal e deficiências nutricionais.

7. DOS ALIMENTOS À REFEIÇÃO

7.1. Como montar um prato saudável?

Para montar um prato equilibrado, devemos incluir opções que englobem todos os macronutrientes que o corpo necessita nas proporções adequadas. É importante ter sempre carboidrato, proteína, gordura e vegetais para suprir as demandas dos micronutrientes e fibras. As proporções adequadas equivalem a aproximadamente 50% do prato de vegetais, crus e cozidos. A outra metade do prato será composta por 25% proteína animal ou vegetal e 25% carboidratos. Pode-se incluir fruta de sobremesa (Figura 1).

Figura 1 – Prato mostrando uma distribuição sugerida de 50% de vegetais, 25% de proteína animal e 25% de carboidratos

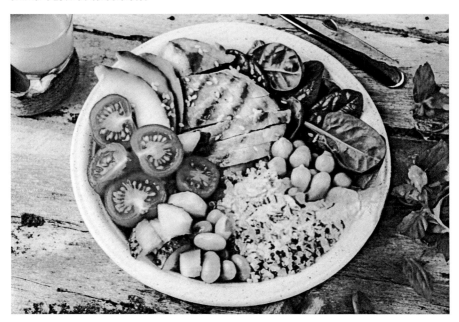

Fonte: gerada pelo site OpenAI, 2024

7.2. A importância das proteínas

Proteínas são nutrientes formados por aminoácidos e desempenham várias funções no organismo. Alguns desses aminoácidos o corpo consegue produzir, porém outros só podem ser adquiridos por meio da alimentação.

As proteínas participam da produção de hormônios como a insulina, fornecem estrutura e firmeza para a pele por meio do colágeno, ajudam a manter e formar a massa muscular, entre diversas outras funções. Quando pensamos em envelhecimento, a manutenção dos músculos é um dos pilares para garantir o prolongamento da vida. Para isso, o consumo de proteína é extremamente essencial, já que vai evitar a perda de massa muscular e promover a saúde dos ossos.

As proteínas estão presentes em alimentos de origem animal, mas também nos de origem vegetal. Alguns exemplos de proteínas animais são: carnes, peixes, ovos, leite e derivados como iogurte e queijo. Já as fontes vegetais são prioritariamente as leguminosas como os feijões, grão de bico, soja e lentilha, por exemplo, mas todo vegetal traz consigo um pouco de proteína. É importante que esses alimentos sejam introduzidos na rotina de maneira fracionada, ou seja, consumi-los várias vezes ao dia, em pequenas porções. O ideal é ter pelo menos um alimento fonte de proteína em todas as refeições do dia. O corpo não tem estoque desse nutriente, então é importante adequar o consumo diário para garantir quantidades suficientes e o bom funcionamento da saúde e da imunidade.

No Brasil, cerca de 20% da população acima de 65 anos tem sarcopenia, ou seja, perda progressiva da massa muscular. Essa condição aumenta o risco de quedas, o declínio da funcionalidade e a mortalidade. De acordo com as recomendações de Ingestão Dietética de Referência (DRI), a ingestão de proteína pelos idosos deve ser igual ou superior a 0,8 gramas por quilo de peso corporal por dia. Entretanto, a ciência ainda discute se esse consumo seria insuficiente, podendo alcançar valores de até 1,5 gramas por quilo de peso corporal por dia, visando minimizar a perda de massa magra que ocorre naturalmente com o avançar da idade.

7.3. Gorduras, como escolher?

As gorduras são um dos três grupos de macronutrientes da dieta humana, junto do carboidrato e das proteínas. Desempenha papel importante de funções estruturais e metabólicas, além de fornecer isolamento térmico. As gorduras podem ser diferenciadas em gorduras saturadas e insaturadas, a depender da sua estrutura química.

As gorduras saturadas são encontradas principalmente em alimentos de origem animal e em alguns de origem vegetal, como o coco. Já as gorduras insaturadas são, em sua maioria, de origem vegetal e podem ser classificadas em monoinsaturada e poli-insaturada.

O consumo de gorduras insaturadas está associado a mudança nas características da microbiota intestinal, mediadas por partes constituintes dos alimentos como ácidos graxos poli-insaturados, incluindo o ômega 3, favorecendo o aumento de espécies no intestino que produzem ácidos graxos de cadeia curta (butirato), como *Clostridium leptum* e *Eubacterium rectale*, aumento do crescimento de espécies *Bifidobacteria*, *Bacteroides* e *Faecalibacterium prausnitzii* e a redução do crescimento de espécies *Firmicutes* e *Blautia*. Essas, por sua vez, apresentam relação direta com a melhora da inflamação de baixo grau e a redução de doenças crônicas não transmissíveis. Alterações na microbiota intestinal estão diretamente associadas ao estado inflamatório e oxidativo do corpo, impactando negativamente a saúde de forma geral.

8. APRENDENDO A LER OS RÓTULOS

Quando pensamos em alimentos processados, a leitura de rótulos pode ser fundamental no processo de escolha das melhores opções nas prateleiras do mercado. Para conseguirmos analisar o rótulo de um alimento, precisamos entender que ele se divide em duas partes principais: a informação ou tabela nutricional e a lista de ingredientes.

8.1. Informação nutricional

É uma representação em tabela de todos os nutrientes contidos naquele produto. Nela, estão dispostas as quantidades de valor energético em calorias (Kcal), proteínas, carboidratos, gorduras totais, gorduras saturadas, gorduras trans, fibras, sódio, açúcares e vitaminas.

É necessário estar atento à porção de produto a qual a informação nutricional se refere, porque às vezes não corresponde ao conteúdo de uma embalagem inteira. Exemplo: um biscoito que apresenta 10 unidades no pacote pode ter a informação nutricional com base em uma porção de três unidades de biscoito, e não dos 10 biscoitos. Essa análise é importante para não errar ao achar que um produto é menos calórico do que realmente é.

Obs.: a porcentagem do valor diário (encontrado no rótulo como %VD) é um item contido nessa tabela que representa o quanto o produto apresenta de energia e nutrientes em relação a uma dieta básica de 2.000 Kcal. É válido lembrar que nem todos necessitam de uma ingestão de 2.000 Kcal por dia.

8.2. Lista de ingredientes

É o local do rótulo em que estão todos os ingredientes que compõem o produto. Os itens são dispostos de modo que o ingrediente de maior quantidade no produto esteja no início da lista, seguindo uma ordem decrescente até chegar ao último ingrediente, que está em menor quantidade no preparo do produto em questão.

Exemplo de uma lista de ingredientes de uma geleia de frutas vermelhas: lista de ingredientes: açúcar, frutas vermelhas (morango, framboesa, mirtilo), maçã, suco de uva, ácido cítrico e corante vermelho.

No exemplo de uma geleia de frutas vermelhas, observamos que o primeiro ingrediente é o açúcar. Logo, nessa geleia encontramos mais açúcar do que fruta na preparação.

8.3. Informações valiosas para saber se um produto é saudável

- Quanto menos ingredientes, melhor.
- Evite ingredientes com nomes desconhecidos, como: espessantes, aromatizantes, acidulantes, edulcorantes, conservadores, xarope de frutose, xarope de milho, gordura vegetal hidrogenada, realçadores de sabor, açúcar, açúcar invertido, glucose, corantes.
- Priorize os alimentos que apresentam validade curta a partir do momento em que foram embalados. Esse tipo de produto tende a ser mais fresco e com menos adição de conservantes.

8.4. A nova rotulagem do Brasil e como interpretá-la

Em outubro de 2022 a nova rotulagem nutricional entrou em vigor no país. O objetivo dessa mudança é facilitar a leitura dos rótulos pela população, adicionando recursos para tornar as informações dos alimentos cada vez mais visíveis.

A tabela de informação nutricional, além de indicar os nutrientes para uma porção estipulada de produto, agora também indica os nutrientes para 100g/ml de produto. Isso torna mais fácil a comparação de um alimento com outro similar, de outra marca. Assim, será mais rápido fazer escolhas saudáveis na hora das compras.

Outra mudança importante foi a rotulagem nutricional frontal, que nada mais é do que um símbolo chamativo que informa de forma clara sobre o alto conteúdo de ingredientes e nutrientes que podem ser nocivos à saúde. Podemos encontrar nos produtos as etiquetas "alto em açúcar adicionado", "alto em gordura saturada" e "alto em sódio".

Ao analisar os efeitos dessa mudança na prática, é importante evitar alimentos que contenham esses avisos e que apresentem uma lista de ingredientes desfavorável, uma vez que o consumo excessivo de açúcar pode desregular o metabolismo da glicose e, em longo prazo, gerar diabetes e outras doenças metabólicas. As gorduras saturadas em excesso também trazem malefícios, como aumento de colesterol e doenças do coração. E, por fim, o sódio em grandes quantidades prejudica a pressão arterial, sendo nocivo principalmente para quem tem pressão alta.

9. ESTADO NUTRICIONAL E SEU IMPACTO NA LONGEVIDADE

O estado nutricional adequado se refere à característica individual, relacionada à proporção entre o peso e a altura que não impacte de forma negativa à saúde. A Organização Mundial da Saúde (OMS) recomenda que essa observação seja realizada a partir da avaliação do Índice de Massa Corporal (IMC). Para descobrir seu IMC, basta dividir seu peso (em quilos) pela altura (em metros) ao quadrado. Com o valor obtido, é só classificar de acordo com o Quadro 1 ou 2. Caso o resultado esteja indicando desnutrição ou obesidade, é importante consultar um nutricionista para que ele elabore estratégias, auxiliando no ajuste dos indicadores.

Quadro 1 – Classificação do Índice de Massa Corporal para adultos, segundo a Organização Mundial da Saúde (1995)

IMC (kg/m²)	Classificação
Igual ou maior que 30,0	Obesidade
25,0 – 29,9	Sobrepeso
18,5 – 24,9	Peso adequado
Igual ou menor que 18,5	Desnutrição

Fonte: *World Health Organization* (www.who.int). Acesso em: 13 jan. 2025

Quadro 2 – Classificação do Índice de Massa Corporal para idosos, segundo Organização Pan-americana de Saúde (2002)

IMC (kg/m²)	Classificação
≥ 30	Obesidade
28,0 – 29,9	Sobrepeso
23,0 – 27,9	Normal
< 23,0	Baixo peso

Fonte: *Pan American Health Organization* (www.paho.org). Acesso em: 13 jan. 2025

A circunferência da cintura também é um parâmetro importante para avaliar o estado nutricional. Ela se refere ao risco relacionado a doenças metabólicas. Isso ocorre porque quanto maior a quantidade de gordura na região abdominal, maiores são os efeitos negativos no organismo.

Para medir a circunferência, basta utilizar uma fita métrica e posicioná-la na parte do abdômen entre a última costela e parte superior ao osso do quadril (que geralmente corresponde ao ponto logo acima da cicatriz umbilical). Certifique-se de que a fita esteja bem-posicionada, sem estar muito frouxa ou muito apertada. Leia a medição e analise o resultado no Quadro 3.

Quadro 3 – Circunferência da cintura segundo a Organização Mundial da Saúde (2000)

Sexo	Circunferência da cintura (cm)	Classificação
Mulheres	≥ 80,0	Risco para complicações metabólicas
Homens	≥ 94,0	Risco para complicações metabólicas

Fonte: *World Health Organization* (www.who.int). Acesso em: 13 jan. 2025

10. REGRAS DE OURO PARA TER UMA ALIMENTAÇÃO LONGEVA NO DIA A DIA

1. Basear a alimentação em vegetais e frutas.
2. Consumir proteínas ao longo do dia e em todas as principais refeições.
3. Optar por gorduras de boa qualidade, como as monoinsaturadas e poli-insaturadas, oriundas de azeite, castanhas, abacate.
4. Evitar ou limitar o consumo de ultraprocessados.
5. Escolher e organizar a alimentação da semana com base na sazonalidade e qualidade dos produtos.
6. Manter o peso adequado.
7. Manter a medida da circunferência de cintura sem risco para complicações metabólicas.

Adotar estratégias alimentares e um estilo de vida saudável é fundamental para promover a longevidade e prevenir doenças crônicas. A dieta mediterrânea, amplamente reconhecida pelos benefícios à saúde cardiovascular e metabólica, serve como base para práticas que contribuem para um envelhecimento saudável. Destacam-se o consumo de alimentos minimamente processados, a moderação na ingestão de carne vermelha e álcool, além de conceitos como a "regra dos 80%", que ilustra o impacto positivo das escolhas alimentares na qualidade de vida. A importância das proteínas para a saúde muscular e óssea, a classificação dos alimentos pelo grau de processamento e a análise criteriosa dos rótulos reforçam a necessidade de decisões alimentares conscientes. Esses conhecimentos se tornam indispensáveis para quem deseja viver mais, com saúde e qualidade.

LEITURAS RECOMENDADAS

BUETTNER, D.; SKEMP, S. Blue zones: lessons from the world's longest lived. *American Journal of Lifestyle Medicine*, Washington, v. 10, n. 5, p. 318-321, jul. 2016.

BRASIL. Ministério da Saúde. Secretaria de Atenção à Saúde. Departamento de Atenção Básica. *Guia alimentar para a população brasileira* / Ministério da Saúde, Secretaria de Atenção à Saúde, Departamento de Atenção Básica. 2. ed. Brasília: Ministério da Saúde, 2014.

DOMINGUEZ, L. J.; DI BELLA, G.; VERONESE, N; BARBAGALLO, M. Impact of mediterranean diet on chronic non-communicable diseases and longevity. *Nutrients*, v. 13, n. 6, jun. 2018.

GUASCH-FERRÉ; W. The mediterranean diet and health: a comprehensive overview. *Journal of Internal Medicine*, v. 290, n. 3, p. 549-566, set. 2021.

JEONG-HOON, H. *et al*. Longevity through diet restriction and immunity. *BMB Rep*, v. 56, n. 10, p. 537-544, jul. 2023.

LONGO, V. D. *et al*. Nutrition, longevity and disease: From molecular mechanisms to interventions. *Cell*, v. 185, n. 9, p. 1.455-1.470, 28 abr. 2022.

TAORMINA, G. *et al*. Longevity: lesson from model organisms. *Genes (Basel)*, v. 10, n. 7, p. 518, 9 jul. 2019.

TRICHOPOULOU, A.; LAGIOU, P. Healthy traditional mediterranean diet: an expression of culture, history, and lifestyle. *Nutr. Rev.*, v. 55, n. 11, p. 383-389, nov. 1997.

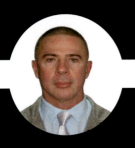
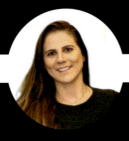

CAPÍTULO 4

Antônio Henrique Nunes Ribeiro, PhD
Amanda Leal de Souza

MOVIMENTE-SE: A IMPORTÂNCIA CRUCIAL DA ATIVIDADE FÍSICA PARA A LONGEVIDADE

1. INTRODUÇÃO

Na incansável busca pela vitalidade e extensão da juventude, a humanidade tem percorrido um vasto leque de estratégias com o objetivo de desacelerar o relógio biológico e enriquecer a qualidade da existência. Ancorados pelo rigor da ciência contemporânea, que se manifesta por meio de estudos científicos criteriosos, *insights* coletados em prestigiados congressos ao redor do globo e pela riqueza de nossas vivências pessoais, emergimos com uma resposta que é tão promissora quanto atemporal: o exercício físico. Este capítulo convida o leitor a uma expedição pelo vasto domínio da atividade física, redefinindo-a não meramente como uma conduta vantajosa, mas como um elixir renovador — uma fonte inesgotável de juventude que promete pavimentar o caminho para uma existência mais prolongada e exuberante.

Avançaremos pelo conceito de "Movimento sob medida", abordando como exercícios personalizados podem ser adaptados para cada fase da vida, garantindo benefícios máximos independentemente da idade. Entendendo que a funcionalidade e a força são pilares centrais para uma vida ativa, discutiremos "Construindo e mantendo músculos: a arquitetura da força vital", em que a ciência do treinamento de força é desvendada como um elemento-chave para a manutenção da saúde e a prevenção de doenças.

Compreendemos que o envelhecimento é inevitável, mas como envelhecemos está sob nosso controle. A seção "Envelhecimento ativo: estratégias para uma terceira idade autônoma e dinâmica" explora como podemos influenciar positivamente nossa qualidade de vida durante a terceira idade, com práticas que promovem a autonomia e uma participação social ativa.

Não menos importante é a relação entre a mente e o corpo, sendo crucial no contexto do exercício físico. "Mente em forma: como o exercício físico potencializa o seu cérebro" discute os efeitos neuroprotetores e potencializadores da atividade física, demonstrando como o movimento impacta diretamente a saúde cognitiva e emocional.

Histórias reais têm o poder de motivar e inspirar. Em "Histórias que inspiram: transformações reais por meio da atividade física", compartilharemos casos verídicos de como a atividade física transformou vidas, evidenciando o poder da resiliência humana e da capacidade de superação.

Por fim, sintetizaremos as informações mais valiosas em nossa "Mensagem final dos autores" uma mensagem para levar para casa, que resumirá os aprendizados essenciais, incentivando a integração do exercício como um hábito diário e uma ferramenta de empoderamento pessoal.

Nossa abordagem é holística e baseada em evidências, visando proporcionar ao leitor não apenas o conhecimento, mas também a inspiração para adotar um estilo de vida ativo como a chave para desfrutar de um futuro mais próspero e vibrante.

2. EXERCÍCIO: A FONTE DA JUVENTUDE PARA UM FUTURO MAIS LONGO E SAUDÁVEL

A busca pela "fonte da juventude" tem sido um enigma que fascina a humanidade há séculos. No entanto, com o avanço da ciência, evidências robustas apontam que a chave para um envelhecimento saudável pode estar em algo muito mais acessível do que elixires míticos: a prática regular de exercícios físicos. O exercício físico é amplamente reconhecido como um dos pilares para uma vida longa e saudável. Esta seção expandirá sobre como o exercício físico atua como uma fonte promissora de juventude para um futuro mais longo e saudável, considerando as perspectivas biológicas, psicológicas e socioeconômicas.

A relação entre exercício físico e longevidade tem sido objeto de numerosas pesquisas. Um estudo de Azevedo e colaboradores (2019) demonstrou que a prática regular de atividade física moderada a intensa está associada a uma redução significativa no risco de mortalidade por todas as causas. Segundo os autores, indivíduos que se engajam em pelo menos 150 minutos de atividade física aeróbica por semana têm uma expectativa de vida significativamente maior do que aqueles que levam um estilo de vida sedentário.

Complementando esse achado, Costa e Silva (2020) revisaram meta-análises que correlacionam a atividade física com a prevenção de doenças crônicas, como diabetes tipo 2, doenças cardiovasculares e câncer, todas intimamente ligadas à mortalidade e morbidade em idades avançadas. A pesquisa aponta que o exercício atua não apenas na prevenção, mas também na gestão e na recuperação de diversas condições de saúde, sugerindo que a prática de exercícios é benéfica em qualquer fase da vida.

Além das pesquisas acadêmicas, relatórios globais de saúde fornecem dados estatísticos que reforçam a importância do exercício. A Organização Mundial da Saúde (2018) relatou que a inatividade física é o quarto principal fator de risco de mortalidade global e que aumentar os níveis de atividade física pode aumentar a expectativa de vida em até cinco anos.

Em um estudo de caso prático, Machado e colaboradores (2021) seguiram um grupo de idosos por um período de 10 anos, observando que aqueles que mantinham uma rotina de exercícios regulares não apenas viviam mais, como também apresentavam melhor qualidade de vida, com menos limitações físicas e maior capacidade funcional.

2.1. Perspectiva biológica do exercício

Biologicamente, o exercício físico induz uma série de respostas no corpo que são fundamentais para a promoção da saúde e prevenção de doenças. A atividade física regular estimula o sistema cardiovascular, melhora a composição corporal, reduz a inflamação e aumenta a sensibilidade à insulina, o que pode ajudar a prevenir ou gerenciar doenças metabólicas como o diabetes tipo 2.

A prática de exercícios também tem sido correlacionada à modulação de diversos biomarcadores associados ao envelhecimento. Por exemplo, estudos indicam que o exercício pode proteger o comprimento dos telômeros, estruturas que protegem os cromossomos e cuja degradação está relacionada ao envelhecimento celular. Além disso, a atividade física regular promove a liberação de hormônios como endorfinas, que melhoram o humor e o bem-estar, e miocinas, que têm efeitos anti-inflamatórios e promovem a saúde metabólica e muscular.

2.2. Perspectiva psicológica do exercício

Do ponto de vista psicológico, o exercício é reconhecido por contribuir significativamente para a saúde mental. A prática regular de atividade física tem sido associada à redução dos sintomas de depressão, ansiedade e estresse. Isso ocorre devido ao efeito do exercício sobre neurotransmissores como a serotonina e a dopamina, que regulam o humor e a sensação de prazer.

Além disso, o exercício pode melhorar a autoestima e a autoimagem, aspectos importantes para a qualidade de vida em qualquer idade. A interação social durante atividades físicas grupais também contribui para a saúde mental, ao promover um senso de comunidade e pertencimento, reduzindo o isolamento social, que é um fator de risco para o declínio cognitivo e a mortalidade precoce. Aprofundaremos esse tópico no transcorrer do capítulo.

2.3. Perspectiva socioeconômica do exercício

A atividade física regular não beneficia apenas o indivíduo, mas também tem implicações socioeconômicas amplas. Os sistemas de saúde pública enfrentam desafios crescentes com o envelhecimento da população e o aumento das doenças crônicas. O exercício, sendo um modificador de risco acessível e econômico para várias doenças, pode reduzir significativamente os custos de saúde ao prevenir ou retardar o início de condições crônicas que requerem tratamentos caros e prolongados.

O investimento em infraestrutura para promover a atividade física, como parques e ciclovias, e em programas de saúde pública que incentivem estilos de vida ativos pode trazer retornos significativos em termos de saúde da população e economia de recursos. Adicionalmente, uma força de trabalho mais saudável e ativa contribui para a produtividade econômica e a redução do absenteísmo.

2.4. Conclusão

A literatura científica e as estatísticas globais de saúde convergem para a noção de que o exercício físico é um componente essencial para um futuro mais longo e saudável. A prática regular de atividade física emerge como uma estratégia viável e eficaz para combater os desafios do envelhecimento, promovendo saúde, vitalidade e bem-estar ao longo da vida. Assim, adotar um estilo de vida ativo pode ser uma das abordagens mais promissoras para alcançar a tão desejada "fonte da juventude", possibilitando às pessoas não apenas viver mais, mas viver bem. O exercício emerge não apenas como uma estratégia de prevenção, mas também como um meio de envelhecer com dignidade e vitalidade.

3. MOVIMENTO SOB MEDIDA: EXERCÍCIOS PERSONALIZADOS PARA TODAS AS IDADES

A incorporação de exercícios físicos no cotidiano é um alicerce para a saúde e o bem-estar em qualquer estágio da vida, servindo como uma fonte de vitalidade e prevenção de enfermidades. Contudo, é imperativo reconhecer que cada faixa etária tem necessidades e capacidades distintas, o que demanda uma abordagem personalizada na prescrição dos exercícios. O que se segue é uma explanação inicial, uma estrutura básica para entender como os exercícios podem ser adaptados às diferentes idades. Este esboço não tem a pretensão de ser exaustivo, mas sim de fornecer um ponto de partida para a elaboração de programas de exercícios que respeitem as singularidades individuais.

Dentro desse contexto, o treinamento de força emerge como um componente de valor inestimável, sendo crucial para o desenvolvimento infantil, a manutenção da saúde adulta e a preservação da autonomia na terceira idade. A importância de tal treinamento será discutida adiante, delineando como ele se entrelaça com as necessidades específicas de cada grupo etário. Por meio desta abordagem, procura-se incentivar a adoção de um estilo de vida ativo, fundamentado em um entendimento claro da relevância e dos benefícios do treinamento de força ao longo de toda a jornada da vida.

O treinamento de força, um pilar essencial na construção de um estilo de vida saudável, transcende as barreiras da idade, moldando-se às necessidades específicas de cada etapa da vida para otimizar a saúde e a longevidade. Fundamental para a manutenção da massa muscular, a saúde óssea, a regulação metabólica e a prevenção de doenças crônicas, esse tipo de treinamento é adaptável e essencial desde a infância até a terceira idade.

3.1. Crianças e adolescentes

O treinamento resistido para o público mais jovem contribui significativamente para o desenvolvimento de habilidades motoras e o fortalecimento dos ossos. A Academia Americana de Pediatria reconhece que, com supervisão e ênfase na técnica correta, o treinamento de força é benéfico a partir dos 7-8 anos de idade. Atividades como flexões, agachamentos, saltos e escaladas são recomendadas e devem ser integradas de maneira lúdica para promover uma experiência positiva com a atividade física.

3.2. Adultos

Para adultos, a integração do treinamento de força em rotinas de exercício é vital para contrariar a perda de massa muscular que se inicia por volta dos 30 anos, combatendo a sarcopenia e mantendo o metabolismo ativo. A prática regular de levantamento de peso, uso de máquinas de resistência e exercícios com bandas elásticas são estratégias recomendadas para manter a forma física e prevenir condições como diabetes tipo 2 e doenças cardiovasculares.

3.3. Idosos

No contexto dos idosos, o treinamento de força assume um papel ainda mais crítico, contribuindo para uma melhoria na força, mobilidade, redução do risco de quedas e fraturas e, consequentemente, na preservação da independência. Pesquisas indicam que ganhos significativos de massa muscular são possíveis, inclusive em indivíduos com 70 ou 80 anos, por meio de treinamento de força.

3.4. Personalização dos exercícios

A personalização dos exercícios é a chave para um programa de exercícios bem-sucedido, adequando-se às características individuais de cada faixa etária:

Crianças devem ser incentivadas a se movimentar por meio de jogos e brincadeiras que promovam a diversão e a coordenação, como pega-pega e esportes coletivos.

É fundamental introduzir o treinamento de força de maneira lúdica e supervisionada, fomentando atividades que, além de estimular a força, contribuam para o desenvolvimento muscular e ósseo de forma segura e divertida. Exercícios que englobam pular, correr, escalar e outras formas de movimentos naturais das crianças podem ser considerados como uma base para o treinamento de força lúdico, essenciais para um crescimento saudável e equilibrado. Essa abordagem não apenas auxilia no desenvolvimento físico, mas também promove habilidades motoras e sociais, incentivando um estilo de vida ativo desde cedo.

Essa modificação reforça a importância de integrar o treinamento de força no cotidiano das crianças de maneira que esteja alinhada com seu mundo natural de brincadeiras e descobertas, ressaltando a necessidade de tais atividades serem supervisionadas por profissionais capacitados para garantir a segurança e eficácia do treinamento.

Adultos se beneficiam de uma combinação equilibrada de atividades aeróbicas e de força, com a inclusão de práticas como caminhadas, ciclismo, natação e treinamento com pesos.

Para os idosos, a manutenção da autonomia funcional e a prevenção de quedas constituem prioridades no planejamento de um regime de exercícios. Nesse sentido, atividades de baixo impacto emergem como aliadas valiosas, proporcionando benefícios significativos à saúde sem sobrecarregar as articulações. Modalidades como *tai chi chuan*, hidroginástica e caminhadas leves são exemplos notáveis de exercícios que favorecem o equilíbrio e a coordenação, essenciais para a segurança e independência no dia a dia dos mais velhos.

Adicionalmente, o treinamento de força assume um papel complementar, mas não menos relevante. Ao fortalecer os músculos e ossos, os exercícios de resistência são vitais para a conservação da massa muscular e densidade óssea, elementos que se deterioram naturalmente com a idade.

Lima e Carvalho (2020) salientam que uma rotina bem-estruturada, que mescla atividades de baixo impacto e treinamento de força, pode proporcionar uma abordagem holística para a saúde dos idosos, promovendo não só a longevidade, mas uma qualidade de vida superior. Portanto, a integração inteligente e cuidadosa de diferentes tipos de exercícios é fundamental para atender às necessidades específicas da população sênior, permitindo-lhes viver seus anos com vigor e independência.

No âmbito da literatura especializada em saúde e bem-estar, o termo "Planos de exercício adaptáveis" tem ganhado destaque como uma metodologia que enfatiza a individualidade no processo de concepção de programas de atividade física. Esses planos são meticulosamente estruturados com base em uma avaliação abrangente das condições físicas do indivíduo, suas preferências pessoais e metas específicas de saúde.

Um exemplo paradigmático para iniciantes adultos pode ser observado na proposta de Mendes e colaboradores (2019), que sugerem o início com caminhadas moderadas de 30 minutos, três vezes por semana, progredindo cuidadosamente para a incorporação de exercícios de força e flexibilidade. Esse modelo é projetado para fomentar a adaptação gradual do corpo ao exercício, promovendo saúde cardiovascular e muscular sem sobrecarga.

Para a população idosa, os planos de exercício devem priorizar a manutenção da mobilidade e a prevenção de quedas. Barros e Silva (2021) delineiam um programa inicial focado em exercícios de equilíbrio e fortalecimento muscular, que evolui para incluir atividades aeróbicas de baixa intensidade. Esse enfoque progressivo é crucial para assegurar a eficácia dos exercícios, adequando-os às capacidades e necessidades desse grupo etário.

É imperativo que tais planos sejam sempre desenvolvidos e monitorados por profissionais qualificados. A supervisão de especialistas assegura a execução correta dos movimentos e a progressão adequada dos exercícios, minimizando o risco de lesões e maximizando os benefícios à saúde.

Dessa forma, os "Planos de Exercício Adaptáveis" se consolidam como uma ferramenta essencial na promoção de um estilo de vida ativo, permitindo uma personalização que respeita as características e limitações individuais e reforça a importância da atividade física regular para o bem-estar em todas as idades.

Em suma, a integração de um plano de exercícios adaptável, que abarca todas as faixas etárias com uma ênfase especial no treinamento de força, revela-se como um pilar fundamental para sustentar e melhorar a saúde e a qualidade de vida. Desde o estímulo ao desenvolvimento motor na infância até a preservação da força e independência na terceira idade, a atividade física personalizada oferece um caminho robusto para a prevenção e o manejo de doenças crônicas, a otimização da saúde metabólica e a manutenção do bem-estar psicossocial.

Os Planos de Exercício Adaptáveis, apoiados por evidências da literatura especializada não são apenas diretrizes, mas são a tradução da ciência em ação prática, contemplando a diversidade de capacidades e necessidades individuais. Tais planos evidenciam a necessidade de uma abordagem holística e dinâmica no treinamento físico que responda de forma eficaz às mudanças do corpo humano ao longo do tempo e promova um envelhecimento ativo e saudável.

Portanto, ao reconhecer a importância da personalização dos exercícios e a relevância do treinamento de força em todas as etapas da vida, abrimos a porta para um futuro em que a saúde e a vitalidade são acessíveis em qualquer idade, permitindo que cada indivíduo alcance seu potencial máximo de bem-estar físico e mental.

4. CONSTRUINDO E MANTENDO MÚSCULOS: A ARQUITETURA DA FORÇA VITAL

A massa muscular não é somente um atributo estético; ela é um alicerce fundamental da saúde humana e da vitalidade. É bem estabelecido que a musculatura esquelética atua como um pilar central para a locomoção e para a manutenção da postura e da estabilidade física. Contudo, seu papel transcende essas funções mecânicas, abrangendo aspectos metabólicos, como a regulação do metabolismo da glicose e dos lipídeos, contribuindo significativamente para a prevenção de doenças crônicas, como o diabetes tipo 2, a obesidade e diversas patologias cardiovasculares (ACSM, 2018).

4.1. A fundação metabólica e funcional da massa muscular

A massa muscular esquelética atua como um reservatório de aminoácidos essenciais que são mobilizados em períodos de necessidade, como em situações de trauma ou doença. A manutenção de uma massa muscular adequada é, portanto, vital para a homeostase proteica do corpo. Além disso, os músculos são responsáveis por aproximadamente 30% do metabolismo basal em adultos jovens, um valor que tende a declinar com o avanço da idade devido à sarcopenia (perda degenerativa de massa muscular).

A importância da massa muscular para a saúde geral é incontestável. Estudos como os de Souza e Rocha (2021) e Fraga e Santos (2020) ressaltam que uma musculatura robusta está atrelada a um menor risco de doenças metabólicas, como a síndrome metabólica e a resistência à insulina, além de desempenhar um papel preventivo contra quedas e fraturas, particularmente em idosos.

4.2. A construção da massa muscular: exercícios de força e resistência

Exercícios resistidos, como a musculação, são reconhecidos como os mais eficazes para o aumento da massa e da força muscular. Esses exercícios provocam adaptações tanto neurais quanto musculares, resultando em um aumento da síntese proteica e, consequentemente, da hipertrofia muscular.

Para diferentes faixas etárias e perfis de saúde, recomenda-se a adaptação dos programas de treinamento. Indivíduos idosos, por exemplo, podem se beneficiar de programas de resistência de baixa intensidade para prevenir a sarcopenia e melhorar a qualidade de vida.

4.3. Manutenção da massa muscular: uma abordagem ao longo da vida

A manutenção da massa muscular é um processo contínuo, que demanda um comprometimento com um estilo de vida ativo e uma nutrição adequada, rica em proteínas e outros nutrientes essenciais para a síntese proteica. A combinação de treinamento de força com uma alimentação balanceada é, portanto, indispensável para a manutenção da massa muscular ao longo da vida.

4.4. Conclusão ampliada

A massa muscular é uma arquitetura vital para uma vida longa e saudável. Implementando estratégias de treinamento resistido e assegurando uma nutrição adequada, podemos preservar a força da nossa musculatura, o que resulta em uma melhoria significativa da qualidade de vida. Essa fortaleza muscular não só sustenta nossa capacidade física, mas também oferece proteção à saúde cognitiva, atuando na prevenção de doenças neurodegenerativas, como a doença de Alzheimer, e na melhoria da função cerebral por meio da liberação de hormônios como a irisina.

A atividade física regular, enfatizando o aumento da massa muscular, é essencial para fortalecer o corpo e proteger o cérebro, sublinhando a importância de um estilo de vida ativo para a saúde integral.

Para manter a massa muscular efetivamente em diferentes faixas etárias, é essencial adotar uma série de abordagens que beneficiam todas as pessoas, independentemente da idade. Podemos citar: treinamento de força, nutrição adequada, hidratação, sono e descanso adequados e reposição de micronutrientes quando necessário. Vamos explorar um pouco cada um desses itens:

4.4.1. Treinamento de força

O treinamento de força é fundamental para estimular o crescimento muscular e aumentar a força, independentemente da idade. Esse tipo de exercício provoca a adaptação dos músculos, resultando em ganhos de massa e força muscular.

4.4.2. Nutrição adequada

A nutrição desempenha um papel crucial na manutenção da massa muscular, sendo um dos pilares da saúde muscular, ao lado do treinamento físico adequado e do descanso. Uma nutrição apropriada para a saúde muscular envolve vários componentes, incluindo equilíbrio adequado de macronutrientes, fornecimento suficiente de micronutrientes e hidratação correta. Vamos detalhar a importância de cada um desses aspectos:

Macronutrientes:

Proteínas: as proteínas são fundamentais para a reparação e construção do tecido muscular. Durante o exercício, o tecido muscular é submetido a estresse, causando pequenas lesões nas fibras musculares. A proteína dietética fornece aminoácidos essenciais que o corpo usa para reparar e reforçar essas fibras musculares, levando à hipertrofia muscular (crescimento muscular). Alimentos ricos em proteínas de alta qualidade, como carnes magras, peixes, ovos, laticínios, leguminosas e nozes, devem ser consumidos em quantidades adequadas ajustadas ao nível de atividade e massa corporal do indivíduo.

Carboidratos: os carboidratos são a principal fonte de energia para atividades de alta intensidade. Eles ajudam a repor o glicogênio muscular, o que é essencial para a recuperação pós-treino e para o desempenho nos treinamentos subsequentes. Além disso, os carboidratos podem ajudar a otimizar a utilização de proteínas para a reparação e crescimento muscular, em vez de serem usados como fonte de energia.

Gorduras: as gorduras são fundamentais para a saúde geral e para o funcionamento hormonal. Os hormônios anabólicos, como a testosterona, são sintetizados a partir de colesterol, que é um tipo de gordura. Portanto, uma ingestão adequada de gorduras saudáveis é necessária para manter os níveis hormonais que apoiam o crescimento e a manutenção da massa muscular.

Micronutrientes:

Vitaminas e Minerais: vitaminas como a D, e as do complexo B são importantes para a saúde muscular. A vitamina D não só desempenha um papel fundamental na regulação do cálcio e na manutenção da saúde óssea, mas também influencia o funcionamento muscular. Minerais como magnésio, zinco e ferro também são cruciais, pois participam em processos enzimáticos que afetam a função muscular e a síntese de proteínas.

Suplementação de micronutrientes:

Necessidade: alguns micronutrientes são cruciais para a função muscular e metabólica, como o magnésio, o potássio, o ferro e as vitaminas do complexo B.

Suplementação: em alguns casos, pode ser necessária a suplementação desses nutrientes, especialmente se a dieta não for suficiente ou em casos de deficiências detectadas por exames médicos.

4.4.3. Hidratação

A água é essencial para muitos processos metabólicos, incluindo aqueles que envolvem a síntese e o reparo muscular. A desidratação pode prejudicar o desempenho atlético e reduzir a capacidade do corpo de sintetizar proteínas.

A quantidade de água necessária pode variar dependendo da intensidade do exercício e do clima, mas uma boa regra é beber água regularmente ao longo do dia e garantir que a urina esteja de cor clara, o que é um bom indicador de hidratação adequada.

4.4.4. Descanso e sono

Recuperação: o repouso é tão importante quanto o exercício para o crescimento muscular. Durante o sono, o corpo aumenta a produção de hormônios anabólicos, como o hormônio do crescimento, que são essenciais para a reparação e crescimento dos tecidos musculares.

Qualidade do sono: recomenda-se de sete a nove horas de sono por noite para adultos, enquanto crianças e adolescentes necessitam de mais. A qualidade do sono deve ser boa, o que significa um ambiente tranquilo e escuro, livre de interrupções.

Integrando essas práticas de treinamento de força, nutrição, hidratação, descanso e reposição de micronutrientes, indivíduos de todas as idades podem otimizar a manutenção da massa muscular. É importante lembrar que cada pessoa é única, e um plano para manter a massa muscular deve ser personalizado, levando em consideração as necessidades e capacidades individuais, bem como possíveis condições de saúde.

O papel de uma equipe multidisciplinar de saúde é fundamental para o desenvolvimento de um programa eficaz de manutenção e crescimento da massa muscular. A colaboração entre médicos do esporte, nutrólogos, profissionais de educação física e nutricionistas permite uma abordagem integrada e personalizada, que considera todos os aspectos da saúde e do bem-estar do indivíduo.

5. ENVELHECIMENTO ATIVO: ESTRATÉGIAS PARA UMA TERCEIRA IDADE AUTÔNOMA E DINÂMICA

O envelhecimento ativo é uma abordagem que visa otimizar as oportunidades de saúde, participação e segurança, a fim de melhorar a qualidade de vida à medida que as pessoas envelhecem. Esse conceito, endossado pela Organização Mundial da Saúde (OMS), enfatiza a importância da continuidade da participação do idoso na vida social, econômica, cultural, espiritual e cívica, além da sua proteção, segurança e cuidado adequado. No cerne dessa abordagem está a promoção da autonomia e da vitalidade na terceira idade, reconhecendo que o envelhecimento é um processo dinâmico e positivo, e não inevitavelmente ligado ao declínio e à dependência. A Figura 1 destaca a importância de exercícios com resistência na terceira idade.

Figura 1 – A importância dos exercícios de resistência

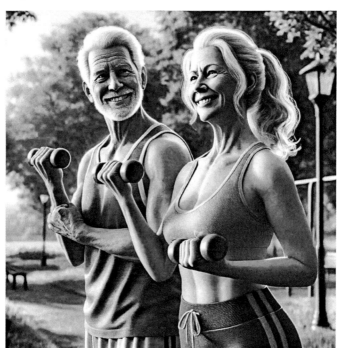

Fonte: gerada pelo site OpenAI, 2024

Nesse contexto, a atividade física regular emerge como um pilar central para sustentar e promover um envelhecimento saudável e autônomo. A correlação entre o exercício físico e a manutenção da independência em idosos é um tema de crescente interesse na literatura científica, com estudos demonstrando consistentemente os seus benefícios multifacetados. Além de melhorar a saúde física, abrangendo aspectos como força muscular, flexibilidade, equilíbrio e controle postural, a atividade física regular também exerce um impacto significativo na saúde mental e emocional, contribuindo para a redução do risco de doenças crônicas, depressão e declínio cognitivo.

Diante dessas evidências, torna-se imperativo propor atividades e programas de treinamento específicos que visem não apenas o fortalecimento da saúde física, mas também a promoção do bem-estar mental e emocional dessa população. Tais programas devem ser cuidadosamente desenhados para serem inclusivos, acessíveis e atraentes para os idosos, levando em consideração as variações individuais em termos de capacidade física, interesses e condições de saúde.

Este tópico, portanto, não apenas explora a correlação vital entre o exercício físico e a autonomia na terceira idade, mas também propõe uma reflexão sobre como atividades físicas e programas de treinamento bem estruturados podem ser implementados para maximizar os benefícios do envelhecimento ativo. Por meio de uma abordagem holística e personalizada, é possível promover uma terceira idade mais autônoma, dinâmica e plena, em que cada indivíduo é capaz de desfrutar de um alto nível de saúde física e mental, bem como de uma participação ativa e significativa em sua comunidade.

Correlação entre exercício físico e independência na terceira idade

A pesquisa conduzida por Carvalho e Silva (2023) analisou dados de idosos, monitorando os efeitos de diferentes intensidades e tipos de atividade física sobre a capacidade funcional ao longo de cinco anos. Os resultados indicaram uma correlação significativa entre a regularidade da atividade física (moderada a vigorosa) e a manutenção ou melhoria da capacidade funcional, medidos por meio de testes como o de caminhada de seis minutos e se levantar e sentar na cadeira. O estudo conclui que a prática contínua de exercícios contribui para a autonomia dos idosos, permitindo-lhes realizar com maior facilidade atividades da vida diária, como se vestir, subir escadas e carregar compras.

Gomes e Machado (2022), por outro lado, focam no impacto da atividade física no declínio cognitivo, utilizando avaliações neuropsicológicas padronizadas para medir aspectos como memória, atenção e funções executivas. Eles descobriram que grupos de idosos que participavam regularmente de atividades físicas apresentavam menor declínio cognitivo ao longo do tempo, além de relatarem melhor qualidade de vida e maior facilidade em manter relações sociais.

Sugestões de atividades e programas de treinamento

Lopes e Santos (2021) propõem um modelo de programa de atividades físicas que incorpora a diversidade de interesses e capacidades dos idosos. Suas sugestões incluem caminhadas em parques locais, com rotas de diferentes comprimentos e dificuldades para acomodar vários níveis de condicionamento; sessões de alongamento em grupo, focando na flexibilidade e na prevenção de lesões; e aulas de dança e *tai chi chuan*, que além de melhorarem o equilíbrio e a coordenação, servem como atividades sociais que promovem a interação entre os participantes.

O protocolo desenvolvido por Moura e Fernandes (2022) é descrito como um programa de 12 semanas, com sessões que duram aproximadamente 60 minutos, três vezes por semana. Cada sessão é cuidadosamente estruturada para incluir um aquecimento, seguido de exercícios de força que utilizam o peso do próprio corpo ou bandas de resistência, treino aeróbico de baixo impacto (como caminhada rápida ou hidroginástica) e exercícios de equilíbrio (proprioceptivos) que focam no controle postural e na prevenção de quedas. O programa enfatiza a importância da personalização, ajustando as atividades para atender às necessidades e limitações individuais dos participantes, com progressões graduais para promover melhorias contínuas.

Ambos os conjuntos de sugestões sublinham a necessidade de uma abordagem holística e adaptada ao indivíduo para promover o envelhecimento ativo, reconhecendo a variedade nas capacidades e interesses dos idosos. A implementação desses programas requer o envolvimento de profissionais de saúde qualificados, espaços adequados para a prática segura das atividades e uma cultura de suporte e motivação que encoraje a participação ativa dos idosos na manutenção de sua saúde e independência.

Promoção da saúde mental e emocional

A saúde mental é um pilar fundamental para uma terceira idade autônoma. Programas que focam em atividades cognitivas, como cursos de idiomas, jogos de estratégia e oficinas de memória, podem estimular o cérebro e retardar o declínio cognitivo. Além disso, a inclusão de práticas de *mindfulness* e técnicas de relaxamento contribui para a gestão do estresse e a promoção da saúde emocional. A interação social, por meio de clubes de leitura, grupos de discussão e encontros comunitários, fortalece o suporte social e combate a solidão, um fator de risco para diversas condições de saúde mental.

Nutrição adequada e hidratação

Uma alimentação balanceada e adequada às necessidades nutricionais específicas dos idosos é crucial para manter a energia e a vitalidade. Dietas ricas em frutas, vegetais, grãos integrais e proteínas magras, com baixo teor de açúcares adicionados e gorduras saturadas, apoiam a saúde física e cognitiva. A hidratação regular também é essencial, pois o senso de sede pode diminuir com a idade.

Acesso a serviços de saúde e prevenção

Garantir o acesso a avaliações médicas regulares, vacinações e exames de rotina permite a detecção precoce de doenças e condições potencialmente limitantes. Programas de educação que ensinem o manejo de condições crônicas de saúde, transmissíveis ou não, como hipertensão arterial, diabetes e doenças cardíacas, e que promovam a compreensão do uso adequado de medicamentos, são igualmente importantes.

Adaptação do ambiente doméstico

Para promover uma vida independente, o ambiente doméstico pode precisar de ajustes. Isso inclui a instalação de barras de apoio nos banheiros, a remoção de tapetes soltos para prevenir quedas e a adaptação de móveis para garantir a acessibilidade. Tecnologias assistivas, como dispositivos de alerta médico e assistentes virtuais, podem oferecer segurança adicional e facilitar a comunicação com familiares e serviços de emergência.

Educação continuada e voluntariado

Fomentar a participação em atividades de educação continuada e voluntariado enriquece a experiência de vida dos idosos, proporcionando um senso de propósito e contribuição para a comunidade. Essas atividades não só estimulam a mente, mas também oferecem oportunidades valiosas de interação social.

A implementação dessas estratégias requer uma abordagem holística e integrada, envolvendo os profissionais de saúde, a comunidade, as famílias e, mais importante, os próprios idosos. A chave para uma terceira idade autônoma e dinâmica é reconhecer e atender às necessidades individuais, promovendo um ambiente que suporte o envelhecimento ativo em todas as suas dimensões.

6. MENTE EM FORMA: COMO O EXERCÍCIO FÍSICO POTENCIALIZA O SEU CÉREBRO

A ligação entre a atividade física e a melhoria cognitiva é um campo de estudo que tem atraído atenção considerável nos últimos anos. Exercícios físicos não apenas promovem saúde física, mas também desempenham um papel crucial na manutenção e no aprimoramento da função cognitiva, bem como na saúde mental. Diversas pesquisas têm ilustrado como diferentes tipos de exercícios impactam positivamente várias funções cerebrais.

Impacto do exercício na função cognitiva

A pesquisa conduzida por Barbosa e Almeida (2023) fornece uma análise abrangente, mostrando que o exercício físico regular pode retardar ou até mesmo reverter o declínio cognitivo associado à idade. Esse estudo destaca melhorias significativas nas funções de memória e atenção, sugerindo que a atividade física age como um estímulo para a neuroplasticidade cerebral, que é a capacidade do cérebro de se modificar e se adaptar.

Prado e Lima (2022) oferecem percepções adicionais, apontando que exercícios aeróbicos, especificamente, têm um impacto notável no aumento da neurogênese no hipocampo. Essa área do cérebro é crucial para a aprendizagem e a memória, sugerindo que atividades como corrida, natação e ciclismo podem ser especialmente benéficas para a saúde cognitiva.

Dicas de atividades físicas que estimulem a cognição

Com base nos estudos mencionados, a seguir estão algumas sugestões de atividades físicas projetadas para maximizar o potencial cognitivo:

1. Exercícios aeróbicos: as atividades como caminhada rápida, corrida, natação e ciclismo são altamente recomendadas. A regularidade e a consistência são chave, com a recomendação de pelo menos 150 minutos de atividade moderada a vigorosa por semana.

2. Treino de força: embora o foco seja frequentemente em exercícios aeróbicos, o treino de força também pode beneficiar a função cognitiva, especialmente em tarefas que requerem atenção, resolução de problemas e tomada de decisões. Incorporar dois dias de treino de força por semana pode complementar os benefícios dos exercícios aeróbicos.

3. Ioga e *tai chi*: estas práticas não apenas melhoram a flexibilidade e o equilíbrio, mas também são conhecidas por sua capacidade de reduzir o estresse e promover clareza mental, contribuindo assim para a saúde cognitiva.

4. Exercícios de coordenação: atividades que requerem coordenação e equilíbrio, como dançar, podem estimular diferentes partes do cérebro, melhorando a função cognitiva por meio de desafios mentais e físicos.

5. Treinamento de agilidade mental: embora não seja um "exercício físico" tradicional, incorporar jogos e atividades que desafiem o cérebro durante ou após a atividade física pode potencializar os benefícios cognitivos. Aplicativos de treinamento cerebral ou jogos de estratégia podem ser uma boa adição.

Adicionar diferentes tipos de atividades físicas à rotina diária pode ser uma estratégia eficaz para ampliar os benefícios cognitivos proporcionados pelo exercício. É fundamental, contudo, que antes de começar um novo programa de exercícios, particularmente no caso de indivíduos idosos ou aqueles com doenças preexistentes, se busque orientação de um profissional da saúde. Essa medida é essencial para assegurar que as atividades selecionadas sejam seguras e adequadas ao seu estado de saúde.

7. HISTÓRIAS QUE INSPIRAM: TRANSFORMAÇÕES REAIS POR MEIO DA ATIVIDADE FÍSICA

Cada jornada é única, cada desafio é pessoal e cada vitória é intransferível. Neste compilado de relatos reais, partilhamos experiências inspiradoras de indivíduos que encontraram na atividade física uma ponte para transformações significativas em suas vidas. Inicio este relato me identificando, mas asseguro que os depoimentos seguintes preservarão o anonimato dos participantes, garantindo, contudo, a intimidade e a sinceridade de suas narrativas.

"MINHA PRÓPRIA TRANSFORMAÇÃO: A REINVENÇÃO POR MEIO DO EXERCÍCIO"

A minha história com a atividade física começa em um contexto talvez familiar a muitos: uma vida dedicada à carreira, com as inerentes pressões do dia a dia, preocupações com a família, contas a pagar e um turbilhão de responsabilidades que, aos poucos, foram me distanciando de uma vida verdadeiramente saudável. Embora nunca tenha me entregado ao tabagismo ou ao consumo de álcool, percebi que a ausência de exercícios físicos e de uma dieta equilibrada estavam me conduzindo a um estado de saúde abaixo do ideal.

Após encerrar um ciclo na minha carreira de médico militar, enfrentei uma crise pessoal profunda, marcada por uma sensação de finitude e questionamentos sobre minha contribuição e legado. Foi nesse momento de reflexão que o exercício físico emergiu não apenas como uma atividade, mas como uma força transformadora. Por meio da dedicação diária ao bem-estar físico, consegui não apenas melhorar minha saúde corporal e mental, mas também me reinventar profissionalmente e pessoalmente. O exercício se tornou meu aliado, permitindo-me descobrir novas paixões, estabelecer metas desafiadoras e, acima de tudo, redefinir minha concepção de saúde e vitalidade.

A jornada de Amanda: "Como o esporte moldou minha vida"

Desde cedo, o exercício físico se tornou uma parte inseparável de minha existência. Aos 9 anos, meus passos iniciais foram ao ritmo do jazz, uma experiência que marcou o começo de uma longa e apaixonada relação com o esporte. Aos 11 anos, mergulhei no mundo do handebol, uma paixão que me levou a representar a seleção carioca e, posteriormente, a seleção brasileira infantil. Essa jornada no handebol, que se estendeu até meus 21 anos, foi apenas o início.

Aos 18 anos, abracei o judô, uma arte que pratiquei diligentemente até os 25 anos. Entre os 23 e 24 anos, experimentei o boxe; uma passagem breve, mas intensa, que me ensinou sobre força e resiliência. O jiu-jitsu também fez parte da minha trajetória, ainda que por um curto período de seis meses. A musculação, iniciada aos 15 anos como parte do tratamento para uma lesão no joelho, se tornou uma constante em minha vida, um pilar que sei que me acompanhará para sempre.

Minha vida sem a prática de exercícios físicos é um conceito que mal consigo imaginar. Mais do que uma questão de saúde, o esporte me ensinou lições valiosas sobre vitórias e derrotas, sobre a importância da disciplina, do respeito mútuo e sobre a resiliência. Por meio do esporte, moldou-se meu caráter e muitos aspectos da minha personalidade foram definidos. Nele, encontrei um refúgio para minhas alegrias e frustrações.

Hoje, continuo a buscar no exercício físico a manutenção da minha saúde física e mental. No entanto, compreendo profundamente que, para mim, o esporte sempre representou e sempre representará muito mais do que isso. Ele é um companheiro de vida, um mestre silencioso que me ensinou a enfrentar os desafios com coragem e determinação. A minha jornada no mundo do esporte é uma história de transformação, aprendizado e, acima de tudo, de amor incondicional pela vida ativa.

Os relatos que apresentaremos a seguir emanam das vivências autênticas de indivíduos distintos, cada um navegando por um percurso singular repleto de obstáculos, epifanias e triunfos. Optamos por manter o anonimato dos protagonistas, atribuindo-lhes nomes fictícios; contudo, a essência de suas experiências transcende essa camada de anonimato, ecoando uma verdade universal sobre o impacto transformador da atividade física. As narrativas ilustram não apenas como o exercício atua como um poderoso agente de mudança positiva, mas também como fomenta um profundo autoconhecimento e promove uma revitalização integral da existência.

O movimento, em todas as suas formas, é uma celebração da vida e da capacidade humana de evoluir, adaptar-se e prosperar. Os relatos a seguir não apenas inspiram, mas também servem como lembretes poderosos de que, independentemente das circunstâncias, a transformação está ao nosso alcance.

Prepare-se para mergulhar em histórias de coragem, determinação e redescoberta. Que estas narrativas inspirem você a contemplar sua própria jornada com atividade física, a reconhecer seu potencial inexplorado e, quem sabe, a iniciar um capítulo transformador em sua própria vida.

Clara, 54 anos: *Estou fazendo atividade física de forma regular há um ano e o que mais melhorou foi minha disposição. Trabalho melhor, durmo melhor; enfim, sinto-me muito mais disposta para tudo. Além disso, temos a parte emocional: criamos vínculos, amizades diversas. Um ótimo remédio para o corpo e para a alma, hoje sou muito mais feliz!*

Juliana, 59 anos: *O exercício físico, principalmente a musculação, mudou a minha vida. Com 59 anos, deixei para trás algumas prescrições e até pensamentos de que não podia praticar esse esporte. No geral, tinha uma vida ativa, mas sedentária no sentido da prática de exercícios físicos; ao inseri-los, comecei a criar uma rotina não no sentido da obrigação de fazer, mas no entendimento de ser necessário. Hoje me sinto muito bem, adaptada a esse hábito, não só pelo lado físico, mas também pelo lado mental, o convívio social, as relações que criei; enfim, só pontos positivos.*

Sandra, 59 anos: *A prática de atividade física já era um hábito prazeroso em minha vida. Depois de um problema de saúde em 2023, esse hábito se tornou terapêutico e foi fundamental para me ajudar a superar tanto as dificuldades físicas quanto as emocionais. Hoje me sinto ativa e saudável e me preparo para viver com longevidade e qualidade de vida.*

Isadora, 62 anos: *Hoje posso dizer que a atividade física foi um divisor de águas na minha vida! Me trouxe saúde física e mental, qualidade de vida, além de amigos especiais! Me sinto viva e feliz em poder manter meu corpo ativo e em movimento! Minha energia e condicionamento crescem a cada dia!*

Pamela, 11 anos: *Desde que comecei a fazer ginástica olímpica, sinto que sou mais forte e mais feliz. Antes, eu caía muito quando brincava, mas agora me sinto como um super-herói que não cai mais. Minha professora diz que estou mais concentrada nas aulas também. Eu gosto de me mexer e me sentir como se pudesse voar.*

Carlos, 15 anos: *Eu era muito fechado e passava horas jogando videogame. Minha mãe me inscreveu na natação, e no começo eu detestei. Mas, depois de algumas semanas, comecei a notar que dormia melhor e me sentia menos ansioso. Agora, até fiz amigos na piscina. O exercício me ajudou a abrir um novo capítulo na minha vida em que eu me sinto mais confiante.*

Roberto, 30 anos: *Trabalhando em casa, percebi que minha saúde estava se deteriorando. Decidi começar a correr todas as manhãs. No início, era difícil até caminhar sem perder o fôlego, mas agora corro 5 quilômetros facilmente. Minha energia aumentou, perdi peso e me sinto mentalmente mais ágil. O exercício físico se tornou meu novo café da manhã.*

Marcos, 45 anos: *Depois de um susto com minha saúde, o médico disse que eu precisava me mexer. Comecei a fazer caminhadas leves e, com o tempo, evoluí para o ciclismo. Agora, aos fins de semana, faço trilhas com um grupo. Além de perder peso, descobri uma paixão que nem sabia que tinha. Me sinto mais vivo e conectado com a natureza.*

Margarete, 70 anos: *Sempre achei que a velhice era uma desculpa para não fazer nada. Mas, quando minha neta me convidou para uma aula de ioga, minha visão mudou. Aos 70 anos, estou mais flexível e forte do que imaginei ser possível. Meu equilíbrio melhorou, e até minha dor nas costas diminuiu. O exercício físico me deu uma nova juventude.*

Esses relatos reais demonstram o impacto positivo do exercício físico em diferentes estágios da vida, ressaltando a importância da atividade física regular para o bem-estar físico e mental.

8. MENSAGEM FINAL DOS AUTORES

"Movimente-se: a importância crucial da atividade física para a longevidade" ressalta a mensagem vital que permeia toda a discussão: a prática regular de atividade física é um pilar fundamental não apenas para a extensão da vida, mas também para a melhoria de sua qualidade. Por meio de evidências científicas robustas e relatos inspiradores, fica claro que incorporar exercícios no cotidiano não é apenas uma escolha saudável, mas uma decisão estratégica que pode definir a diferença entre envelhecer com vigor ou com limitações. A atividade física emerge, assim, como uma fonte inestimável de rejuvenescimento físico e mental, capaz de combater doenças, melhorar o estado de ânimo e potencializar a cognição.

Além disso, o capítulo enfatiza a importância da personalização no regime de atividades físicas. Reconhece-se que cada indivíduo tem necessidades, capacidades e preferências únicas, o que torna crucial a escolha de práticas que sejam não apenas eficazes, mas também prazerosas e sustentáveis em longo prazo. A mensagem é clara: mais importante do que a intensidade ou o tipo de exercício é a regularidade e a consistência na prática. Encoraja-se, portanto, a busca por atividades que despertem paixão e interesse, facilitando a integração do movimento à rotina diária como um hábito prazeroso e não como uma obrigação.

Por fim, desejamos levar os leitores a refletirem sobre suas próprias vidas e a tomarem medidas concretas em direção a uma existência mais ativa. Sublinha-se que nunca é tarde para começar e que os benefícios da atividade física se manifestam em qualquer idade, reforçando a ideia de que o movimento é uma celebração da vida e uma expressão de gratidão pelo corpo que temos. Portanto, "Movimente-se" não é apenas um conselho, mas uma filosofia de vida que convida à ação, à experimentação e, acima de tudo, ao compromisso com a própria saúde e o bem-estar para uma longevidade plena e significativa.

LEITURAS RECOMENDADAS

BARROS, F. D.; SILVA, A. P. Programação de atividades físicas para idosos: equilíbrio e fortalecimento como base para a autonomia. *Revista Brasileira de Geriatria e Gerontologia*, v. 24, n. 2, p. 435-445, 2021.

CARVALHO, J.; MARQUES, E.; MOTA, J. *Exercício físico e envelhecimento ativo*. Lisboa: Lidel, 2019.

CHODZKO-ZAJKO, W. J. *et al.* (ed.). *ACSM's exercise for older adults*. 2. ed. Philadelphia: Wolters Kluwer, 2023. Publicado pelo American College of Sports Medicine (ACSM), esta obra é uma referência internacional sobre exercícios direcionados para a população idosa.

CUNNINGHAM, C. *et al.* Consequences of physical inactivity in older adults: a systematic review of reviews and meta-analyses. *Scandinavian Journal of Medicine & Science in Sports*, v. 30, n. 5, p. 816-827, 2020.

FRAGALA, M. S.; CADORE, E. L. (ed.). *Sarcopenia*: molecular, cellular, and nutritional aspects. Boca Raton: CRC Press, 2022.

LIMA, C. R.; CARVALHO, P. M. A eficácia do tai chi chuan na prevenção de quedas em idosos. *Gerontologia, Brasília*, v. 28, n. 1, p. 210-218, 2020.

MENDES, R.; et al. Adaptação de exercícios físicos para adultos iniciantes. *Jornal de Saúde Pública do Brasil*, Fortaleza, v. 31, n. 4, p. 402-410, 2019.

PITANGA, F. J. G. *et al.* Atividade física como fator de proteção para comorbidades cardiovasculares em idosos. *Revista Brasileira de Atividade Física & Saúde*, v. 25, e0075, 2020.

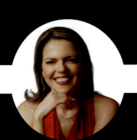

CAPÍTULO 5

Rejane Martins Ribeiro Itaborahy, PhD

A VIDA SEXUAL APÓS A MENOPAUSA

1. INTRODUÇÃO

E o tempo passa... como se os anos tivessem passado a uma velocidade inacreditável, as mulheres se pegam na meia-idade. A vida toda é composta de fases de intensas mudanças e aqui não é diferente. Intensificam-se as preocupações em como viver melhor. Mas há diferença significativa em envelhecer buscando ativamente a saúde e a qualidade de vida ou basta esperar que a genética seja a responsável por todos os resultados? Qual a influência da saúde geral na saúde sexual? É possível manter a vida sexual após a menopausa?

A saúde sexual hoje é amplamente compreendida como o bem-estar físico, emocional, mental e social relacionado à sexualidade. É importante lembrar que todos os pilares da boa saúde, como a prática regular de exercícios físicos, também impactam positivamente na função sexual, então pessoas mais saudáveis já estariam mais propensas a ter uma vida sexual ativa, sendo difícil precisar o que é causa e o que é efeito, a velha dúvida se o que vem antes é o ovo ou a galinha.

A saúde sexual é determinante no bem-estar. Os benefícios da atividade sexual são por vezes inimagináveis. Seja de forma direta ou indireta, qualquer pesquisa que se faça em populações sexualmente ativas vai atribuir benefícios à prática sexual, como diminuição da pressão arterial, melhora da função do sistema imunológico, melhora da saúde do coração, redução do estresse, ansiedade e depressão e melhora na autoestima, atuando de forma positiva na saúde mental. O impacto positivo se estende à melhora no sono e alívio de dores no geral.

Quando falamos de mulheres, as experiências sexuais sofrem influência de fatores biológicos, psicológicos e interpessoais, então não é possível abordar a sexualidade feminina sem entender as mudanças pelas quais a mulher passa com a menopausa. Algumas mulheres entendem o climatério como velhice, que por sua vez seria o prelúdio para o fim da vida, reproduzindo todas as significações negativas, preconceitos, mitos e medos circulantes na sociedade.

A juventude é muito valorizada e aceita como padrão estético a ser preservado a qualquer preço. Considerando o consumo cada vez maior de todos os produtos e tratamentos de beleza, conclui-se o tamanho da insatisfação com um corpo envelhecendo. Com tecnologias cada vez melhores e mais fáceis de usar, fotos são editadas de diferentes formas até atingirem a perfeição. Assim, temos corpos perfeitos sendo considerados normais e uma busca incansável e infindável por um corpo ideal, que deve ser alcançado por todas as mulheres.

O cenário de iniciar o envelhecimento, visto como uma trajetória de decadência, é doloroso e assustador. A visão sobre o nosso próprio corpo sofre influência sociocultural. Se considerarmos a beleza e a jovialidade uma exigência, principalmente sobre as mulheres, é claro que o envelhecer traz questões difíceis. A luta desenfreada contra o relógio impede a mulher de entender seu corpo como desejável em qualquer momento da vida. As exigências exageradas e desgastantes pela eternidade da beleza e da jovialidade podem gerar um estado de insegurança emocional, em que as mulheres envelhecendo se consideram menos atraentes e desejáveis, afetando a autoestima negativamente.

Ainda que haja uma atitude positiva em relação à sexualidade, não é possível garantir uma vida sexual satisfatória com o envelhecimento porque questões físicas também precisam ser consideradas. É importante que a mulher esteja atenta ao desconforto e à dor na relação sexual. Isso não pode ser negligenciado, sob a justificativa de ser normal diante da atrofia da mucosa vaginal, sem nada a ser feito. Informações de qualidade sobre as mudanças físicas que acontecem com a diminuição dos hormônios são os melhores subsídios para que as mulheres façam suas escolhas.

2. MANIFESTAÇÕES DA MENOPAUSA — ENTENDENDO O ENVELHECIMENTO SEXUAL FEMININO

A função essencial dos hormônios sexuais é a reprodução. O papel feminino na reprodução é mais complexo que o masculino, sendo todo o processo de gestação cercado de diversas repercussões no organismo materno. Seria esse o motivo da interrupção da função reprodutiva ocorrer muito mais cedo nas mulheres que nos homens?

Na mulher, os ovários recebem estímulos do cérebro (hipotálamo) e de uma glândula logo abaixo do cérebro (hipófise) para produzir hormônios com o crescimento dos folículos, que são as regiões do ovário que vão liberar um "óvulo". Com o envelhecimento dos ovários, mesmo que eles sejam estimulados, os folículos não se desenvolvem mais, havendo interrupção na produção dos hormônios sexuais.

Considerando a complexidade das repercussões de uma gravidez no organismo feminino, poderíamos considerar arriscado se mantivéssemos a função reprodutiva ao longo de toda a vida? A parada da produção dos hormônios sexuais pareceria mais uma perfeição da natureza, não fosse o desejo crescente de buscar qualidade de vida e não apenas atender às nossas "funções naturais" (Figura 1).

Figura 1 – A beleza da sexualidade após a menopausa

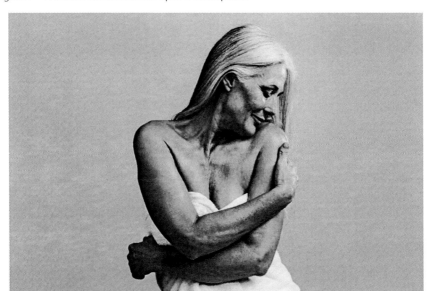

Fonte: banco de imagens *Shutterstock*

Então vamos aos fatos: com a menopausa os hormônios femininos têm sua produção ovariana cessada. A reposição desses hormônios envolve riscos e benefícios. É importante o conhecimento de todas as repercussões da falta deles para que cada mulher possa considerar seu desejo de reposição e se informar com seu ginecologista se não haveria contraindicações no seu caso.

A idade média da menopausa é 51 anos, mas a transição menopausal ou perimenopausa começa, em média, quatro anos antes dessa última menstruação e inclui mudanças que podem afetar a qualidade de vida. Há irregularidade menstrual e flutuações hormonais.

Os sintomas mais marcantes são as ondas de calor, que podem ocorrer em periodicidade variável, mas acometendo até 80% das mulheres. Tipicamente, é uma sensação súbita de calor concentrada no tronco e face, que posteriormente se espalha, durando de dois a quatro minutos, associada a transpiração e palpitações ocasionais, às vezes seguidas de frio, tremor e sensação de ansiedade. Podem persistir por poucos anos ou até décadas.

Há aumento no risco de depressão durante a transição menopausal, assim como distúrbios do sono. Aparentemente, o estradiol, hormônio que o ovário deixa de produzir com a menopausa, é importante nos processos mentais. Algumas mulheres descrevem esquecimento. Um estudo com 200 homens e mulheres entre 45 e 55 anos, avaliando testes de memória, mostrou que mulheres com boas concentrações de estradiol superaram os homens da mesma faixa etária e aquelas que já apresentavam queda nos níveis de estradiol tiveram performance semelhante aos homens da mesma idade. Embora seja apenas um trabalho, o que ele sugere é que, com a menopausa, a vantagem que as mulheres teriam na memória diminui.

Com a menopausa, há mudanças nos lábios da vulva, clitóris, vagina, uretra (canal da urina) e bexiga. Há diminuição do fluxo de sangue na vulva e na vagina, ocasionando diminuição da lubrificação vaginal, queimação e irritação. A atrofia da mucosa vaginal leva à diminuição dos lactobacilos, que são as bactérias boas da vagina, permitindo que bactérias da região do períneo cheguem até a região da uretra, aumentando a incidência de infecção urinária. Além disso, a fragilidade da mucosa atrófica e fina causa pequenas lacerações e sangramento na relação sexual.

Dores nas articulações são relatos comuns. Embora não esteja claro que a dor seja relacionada à deficiência de estrogênio, há probabilidade de alívio com a terapia hormonal.

Alguns sintomas que surgem mais em longo prazo são a perda de massa óssea, doenças cardiovasculares e piora no perfil lipídico, demência, ganho de gordura e perda de massa magra, diminuição do conteúdo de colágeno da pele e ossos e piora no equilíbrio, ocasionando quedas.

3. DISFUNÇÕES SEXUAIS QUE SURGEM COM O ENVELHECIMENTO DAS MULHERES

A saúde física parece ser um dos fatores que mais influencia a atividade sexual, principalmente após os 65 anos. Ter um ou mais problemas de saúde reduz a frequência das atividades sexuais. A qualidade dos relacionamentos também é determinante na manutenção de uma vida sexual ativa. O nível de atividade sexual quando mais jovem, assim como a disponibilidade, interesse e saúde da parceria sexual também são grandes preditores da atividade sexual mais tarde na vida. Esses fatores parecem ser independentes da orientação sexual.

As mudanças fisiológicas da menopausa, previamente mencionadas, estão associadas à atrofia urogenital, levando à diminuição na lubrificação e vascularização da vagina, diminuição da sensibilidade do clitóris e vulva e diminuição da elasticidade da mucosa vaginal, podendo causar dor na relação sexual. Mudanças na função sexual também incluem diminuição na libido, na resposta sexual e na frequência sexual.

A idade pode trazer maturidade emocional e melhorar a capacidade para intimidade e bons relacionamentos. Casais mais velhos podem ter mais privacidade e mais tempo. O entendimento de que algumas mudanças são normais possibilita uma melhor adaptação. Algumas mulheres vão reagir negativamente às mudanças relacionadas à idade, vendo-as como prelúdio do declínio físico e dos problemas sexuais.

As disfunções sexuais podem incluir desordens no desejo, excitação, orgasmo e dor na penetração. As disfunções de desejo e excitação, caracterizadas pela redução do interesse, pensamentos e fantasias sexuais, redução na iniciativa ou falta de receptividade às iniciativas da parceria, ausência ou redução da excitação e do prazer durante a atividade sexual podem ser mediadas pelos declínios nos hormônios e mudanças que ocorrem após a menopausa. Podem estar envolvidos fatores psicológicos, incluindo autoimagem ruim devido à sensação da perda da beleza física associada ao envelhecimento e representação negativa da sexualidade na mulher mais velha. A própria mulher pode se dessexualizar na medida em que absorve o pensamento prevalente na sociedade, que deifica a juventude, trazendo profunda sensação de perda ao perceber que está envelhecendo. A mulher mais velha, diante dos parâmetros sociais de beleza, decide que é feia e consequentemente sexualmente indesejável. A ausência de orgasmo pode estar associada à diminuição no desejo.

A dor leva ao medo, ansiedade e tensão dos músculos pélvicos em antecipação à penetração vaginal. A dor após a menopausa também é consequente à atrofia e diminuição da lubrificação vaginal.

4. HISTÓRIAS DE CONSULTÓRIO

Sempre ouvimos relatos que merecem menção diante do inesperado, principalmente quando queremos promover um olhar que dê visibilidade à sexualidade no idoso. Então, diante do envelhecimento, podemos dizer que há piora na vida sexual?

Lembro-me da filha que acompanhava a mãe em consulta, que relatou um fato recém-descoberto sobre os pais:

— Doutora, eu e meus irmãos tivemos que chamar nosso pai para uma conversa depois que a mãe contou que eles fazem sexo todo dia."

Meu olhar, embora também fosse surpreso para a idosa, era mais de admiração, diferentemente do olhar de reprovação da filha.

A idosa se defendeu:

— Sempre foi assim, a gente só respeitava o resguardo quando os filhos nasciam.

A filha, indignada, concluiu o seu argumento:

— Falamos com o pai que ele e a mãe não têm idade para isso não.

E eu lá imaginando aquela reunião familiar com os dois idosos e os muitos filhos que tiveram, nenhum deles entendendo a frequência das relações sexuais dos pais como algo necessário, julgando até mesmo arriscado para a saúde.

— Doutora, nem eu nem meus irmãos fazemos sexo nessa frequência e somos bem mais novos. Falamos para eles.

Essa fala confirma o pensamento de que, passada a função reprodutiva, talvez sexo não fosse saudável.

Também me surpreendi, certa vez, durante o atendimento de uma idosa, com um prolapso genital total, em que toda a parede vaginal havia sofrido uma queda, iniciando-se como uma "bola" saindo pela vagina e, nesse caso, culminando em uma eversão total da vagina, virando do avesso e ficando pendurada como um pequeno saco.

Após examiná-la perguntei com uma dedução lógica:

— Você não tem relações sexuais, né?

A resposta veio até preocupada:

— Por quê? Não pode, doutora? Estou tendo sim, normal.

Então, no que se refere à sexualidade, nem tudo é óbvio.

Certa vez, durante um atendimento, fui surpreendida com a queixa de uma paciente idosa, uma mulher inteligente, assertiva, divorciada, sem parceiro.

— Doutora, eu tenho sentido minha vagina muito seca.

Ciente de que ela não estava em nenhum relacionamento, perguntei:

— Como que você percebe a secura? Está coçando?

— Não, eu percebo quando uso meu vibrador.

Outra paciente idosa tinha uma lamentação recorrente. Pela forma de se vestir, era uma mulher que parecia ainda mais velha que sua idade, cabelos em um coque baixo, roupas bem senhoris, mas ainda tinha desejo por sexo e sempre fazia um comentário sobre o diabetes do marido:

— Doutora, acho que diabetes é a pior doença do mundo.

Eu questionava por que ela era tão enfática nisso.

— Ah, doutora, com o diabetes, meu marido ficou impotente, e eu ainda gostaria de fazer tanto sexo nessa vida…

A vida sexual das pessoas é extremamente imprevisível. Os muitos anos de atendimento nos ensinam a não fazer deduções.

5. TRÊS MITOS FREQUENTES

Mito: os idosos são menos interessados em buscar ajuda para os problemas sexuais que os jovens.

Vamos encontrar cada vez mais pessoas buscando ajuda em problemas sexuais que surgem com a idade?

Acredita-se que a proporção de adultos mais velhos que se mantêm sexualmente ativa esteja aumentando, consequente ao surgimento de tratamentos e medicações e também à aceitação e entendimento do papel da sexualidade em fases mais avançadas da vida.

Contrariamente ao que se poderia acreditar, adultos mais velhos são mais heterogêneos que jovens e adultos de meia-idade. Reconhecer essa diversidade é importante para entender que a sexualidade se expressa de forma variada com o envelhecimento.

Mito: quem faz reposição hormonal precisa parar após os 65 anos.

Em 2022, a Sociedade Norte-americana de Menopausa (NAMS) considerou que não há recomendação de suspenção da terapia hormonal após 65 anos e que riscos seriam amenizados pela escolha de baixas doses e vias não orais. A via oral tem um efeito mais pró-coagulante e pró-inflamatório, aumentando o risco de trombose.

Mas de onde vem o medo? Em 2002, o estudo *Women's Health Initiative* (WHI), feito com mulheres com idade média de 63 anos, mostrou aumento na ocorrência de câncer de mama, derrame e infarto. Em 2004, a maioria desses resultados negativos foram corrigidos após novas análises, mostrando uma leve redução na incidência de câncer de mama quando o estrogênio era usado isoladamente. Só que esses resultados não tiveram atenção nenhuma da imprensa e o medo da terapia hormonal já estava implantado nas pessoas. Posteriormente, foram publicados vários estudos, com diferentes graus de confiabilidade, demonstrando achados menos significativos em relação aos efeitos negativos da terapia hormonal.

Em 2024, foi publicado um estudo mostrando que o uso de estrogênio além dos 65 anos foi associado a uma redução no risco de morte em 19% e redução no risco de câncer de mama em 16%. Então esse trabalho fala que hormônio reduz risco de câncer? Não, esse estudo não foi um ensaio clínico, com mulheres distribuídas aleatoriamente em dois grupos, em que um grupo usa hormônio e o outro não, e acompanha-se a incidência das doenças nos dois grupos. É somente um estudo de registros médicos, em que mulheres usam hormônio após 65 anos por não terem contraindicações ao uso. Provavelmente, mulheres com maior risco para câncer de mama, seja por histórico familiar relevante ou por lesões indicadoras de risco para câncer de mama optaram por não usar e nesse grupo a incidência vai ser maior, independentemente de não usarem hormônio, porque o risco delas já é maior. Então o estudo não fala que o estrogênio diminui o risco, porque quem usou, provavelmente já tem menos risco. Esse estudo nos dá é tranquilidade para que, na ausência de contraindicações, a terapia hormonal possa beneficiar mulheres mesmo após os 65 anos.

Mito: o *laser* vaginal injeta colágeno na vagina

O *laser* íntimo tem despertado interesse crescente das mulheres, sendo cada vez mais incomum encontrar mulheres que não tenham escutado nada a respeito.

O *laser* é uma luz que provoca um estímulo na mucosa vaginal, causando um aumento das células, dos vasos, das proteínas e outras moléculas, restaurando um aspecto semelhante ao da mucosa mais jovem.

Com o aumento das camadas de células, elas também passam a se descamar mais, e essa descamação é essencial para nutrir as bactérias boas da vagina, que são os lactobacilos. Por competição, esses lactobacilos não permitem o aumento de outras bactérias na vagina, reduzindo a incidência de infecção urinária, por exemplo.

Na verdade, o aumento de colágeno na mucosa vaginal é uma produção da própria célula e não um colágeno que vem do *laser*. Não sendo tratamento hormonal, também pode ser realizado por mulheres com contraindicações ao uso de hormônios.

6. A DIVULGAÇÃO DA SEXUALIDADE DO IDOSO

Em um mundo onde se busca eliminar preconceitos tradicionais, como está a visão da sexualidade do idoso? Ainda acreditamos que não transam? No cotidiano das teleficções é comum que idosos, que nunca são os protagonistas, sejam nitidamente assexuados e dedicados à família.

Em 2015, estreou com grande sucesso uma produção original da Netflix chamada *Grace and Frankie*. O drama das personagens vividas por Jane Fonda (Grace) e Lily Tomlin (Frankie) é cercado de um humor inteligente, que dá visibilidade a algo muitas vezes ignorado, que é a sexualidade do idoso.

As duas mulheres, que inicialmente se odiavam, são abandonadas por seus respectivos maridos após 40 anos de casamento porque eles se declaram apaixonados um pelo outro e, após 20 anos de um relacionamento homossexual secreto, anunciam que vão ficar juntos. Todos os personagens envolvidos têm mais de 70 anos.

Grace e Frankie, unidas pela tragédia comum de serem abandonadas pelos maridos, são obrigadas a dividir uma casa à beira-mar, que era parte da sociedade que eles tinham.

A convivência entre a elegante Grace e a hippie Frankie rende grandes confusões e situações divertidas. Elas são fortes e muito diferentes uma da outra, mas ambas tentam acompanhar o espírito do tempo, namoram pela internet e aderem às redes sociais, vivendo uma adolescência extemporânea. Tudo foge ao estereótipo das velhinhas assexuadas que só se preocupam com a casa.

Elas tentam comercializar o lubrificante íntimo natural que Frankie fabrica em casa, a partir do inhame, "direto da fazenda para a vagina". O assunto é colocado em evidência de forma informativa, discutindo a dor na relação sexual com realismo, sem esconder questões do envelhecimento, afinal, a insinuação de que nada muda com o envelhecimento seria uma desinformação.

Grace e Frankie lançam um produto considerado inovador, um vibrador adaptado para a terceira idade, mais maleável para evitar dor no pulso e com características especiais para a morfologia da vagina das idosas. Organizam um grupo de idosas para testar o protótipo do vibrador, brigando com tabus. Com a ajuda de artigos e críticas na internet, a empresa dos vibradores começa a fazer sucesso com as vendas *online*, os pedidos aumentam rapidamente e elas ficam até sobrecarregadas de trabalho.

A série foi sucesso em todas as faixas etárias, em que a alegria, o otimismo, a produtividade e a proatividade atribuídos à juventude são características dos personagens idosos. A inclusão de novos padrões morais para terceira idade por meio da comédia romântica contribui para trazer à tona um assunto por muito tempo tratado como invisível: a sexualidade na maturidade. Vale assistir!

Compreender e acolher a sexualidade durante o envelhecimento é um passo fundamental para promover a saúde integral e a autoestima das mulheres. Enxergar as mudanças como parte natural de um processo contínuo, e não como o fim da vida sexual, permite redescobrir possibilidades e aprofundar conexões consigo mesma e com os outros. A sexualidade não é apenas um aspecto fisiológico, mas também uma expressão de identidade, afeto e vitalidade, que pode e deve ser celebrada em todas as etapas da vida.

LEITURAS RECOMENDADAS

AGRONIN, E. M. *Sexual dysfunction in older adults*. Data. Disponível em: https://www.uptodate.com/contents/sexual-dysfunction-in-older-adults/print?search=sexuality&source=search_result&selectedTitle=1~150&usage_type=defau…1/20www.uptodate.com. Acesso em: 10 set. 2024.

ALMUQAHWI, A. *et al*. A systematic review on the relationship between physical activity and sexual function in adults. *Cureus*, v. 15, n. 12, p. 1-10, 30 dez. 2023.

ARCOS-ROMERO, A. I.; CALVILLO, C. Sexual health and psychological well-being of women: a systematic review. *Healthcare (Switzerland)*, v. 11, n. 23, p. 3.025, 1 dez. 2023.

BAIK, S. H.; BAYE, F.; MCDONALD, C. J. Use of menopausal hormone therapy beyond age 65 years and its effects on women's health outcomes by types, routes, and doses. *Menopause*, v. 31, n. 5, p. 363-371, 1º maio 2024.

CREMA, I. L.; TILIO, R. DE; CAMPOS, M. T. DE A. Repercussões da menopausa para a sexualidade de idosas: revisão integrativa da literatura. *Psicologia: Ciência e Profissão*, v. 37, n. 3, p. 753-769, set. 2017.

LUSVARGHUI, L.; DANTAS, S. G. A invisibilidade das mulheres idosas: a série Grace and Frankie na Netflix. *Revista GEMInIS*, v. 9, n. 1, p. 76-92, 2018.

RENTZ, D. M. *et al*. Sex differences in episodic memory in early midlife: Impact of reproductive aging. *Menopause*, v. 24, n. 4, p. 400-408, 2017.

SHIFREN, J. L. *Overview of sexual dysfunction in females: epidemiology, risk factors, and evaluation*. Data. Disponível em: https://www.uptodate.com/contents/overview-of-sexual-dysfunction-in-females-epidemiology-risk-factors-and-evaluation/print?search=-sexuality&source=sear…www.uptodate.com. Acesso em: 10 dez. 2024.

VALENÇA, C. N.; FILHO, J. M. DO N.; GERMANO, R. M. Mulher no climatério: reflexões sobre desejo sexual, beleza e feminilidade. *Saúde Soc.*, São Paulo, v. 19, n. 2, p. 273-285, 2010.

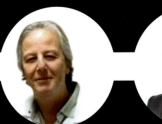
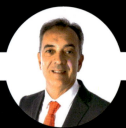

CAPÍTULO 6

Beni Olej, PhD
Wolney de Andrade Martins, PhD

PREVENINDO DOENÇAS CRÔNICAS: COMO VIVER MAIS E MELHOR

1. PROCESSO FISIOLÓGICO DO ENVELHECIMENTO

1.1. Introdução

O organismo humano é composto por uma miríade de células altamente especializadas que compõem seus diversos órgãos, tecidos e sistemas. Cada qual, embora apresente a mesma carga genética herdada dos pais, assume forma e função compatíveis com seu papel no organismo. Podemos imaginar a apresentação de uma orquestra sinfônica, na qual diversos músicos especialistas em seus respectivos instrumentos necessitam de um maestro para dirigir sua atuação, conferindo ritmo e harmonia na execução de uma peça musical, participando em algumas frases musicais e deixando de fazê-lo em outras. De igual modo, cada célula de nosso organismo necessita ser capaz de responder a estímulos para exercer sua função especializada, seja pela ativação ou desativação de suas funções especializadas, pela necessidade de se reproduzir para reparar um tecido (como no processo de cicatrização), interromper a reprodução quando adequado e até mesmo ativar os mecanismos genéticos de morte programada (apoptose).

O envelhecimento é um processo biológico complexo que envolve mudanças progressivas e universais nas células, tecidos e órgãos, levando a uma redução gradual da capacidade funcional e aumento da vulnerabilidade a doenças. A fisiologia do envelhecimento abrange diversas alterações em sistemas específicos do corpo humano, desde o nível molecular até o organismo como um todo. Trata-se de um processo que resulta de uma interação de fatores genéticos, ambientais e comportamentais. As alterações fisiológicas que ocorrem com a idade afetam todos os sistemas do corpo, contribuindo para o declínio funcional e aumento da susceptibilidade a doenças. A perda progressiva de manutenção da integridade fisiológica e da homeostase leva a um declínio funcional e vulnerabilidade aumentada a doenças. Essa deterioração é o fator de risco primário para as chamadas doenças crônicas não transmissíveis (DCNT), que incluem o câncer, diabetes, doenças cardiovasculares e neurodegenerativas. Entender os mecanismos subjacentes ao envelhecimento pode ajudar a desenvolver intervenções para promover um envelhecimento saudável e melhorar a qualidade de vida na terceira idade.

1.2. Como ocorre o envelhecimento?

A pesquisa científica nos últimos anos levou a um avanço sem precedentes na compreensão do processo de envelhecimento e dos mecanismos genéticos e bioquímicos envolvidos. Evidentemente, esses mecanismos inatos podem ser acelerados ou retardados por influências ambientais e comportamentais, decorrentes do estilo de vida.

As alterações fisiológicas do envelhecimento podem ocorrer no funcionamento celular ou na diminuição da capacidade de comunicação entre os diversos tipos de células.

Algumas alterações se dão em processos primários celulares, levando-as a acumular defeitos tanto em seu material genético quanto no controle da produção de proteínas essenciais para o seu adequado funcionamento.

A teoria do envelhecimento por oxidação sugere que o acúmulo de danos causados por radicais livres, subprodutos do metabolismo celular, desempenha um papel central no processo de envelhecimento. Esses danos oxidativos podem afetar proteínas, lipídios e DNA, comprometendo a função celular.

A instabilidade genômica é característica do envelhecimento e resulta da diminuição progressiva da capacidade de reparo do material genético. Essas alterações ocorrem particularmente nas regiões cromossômicas conhecidas

CAPÍTULO 6 – PREVENINDO DOENÇAS CRÔNICAS: COMO VIVER MAIS E MELHOR

como telômeros, que ao longo do tempo perdem a capacidade de se replicar nas extremidades das moléculas de DNA. Além disso, as células vão perdendo gradativamente a capacidade de exercer mecanismos de controle sobre a qualidade das proteínas que produzem. Essas alterações têm sido associadas com o desenvolvimento de patologias **típicas dos idosos** como a doença de Alzheimer, doença de Parkinson e cataratas.

Ainda nessa categoria, as alterações observadas nas mitocôndrias, uma organela celular, tendem não somente a diminuir a produção de energia, mas também levam a uma produção aumentada de espécies reativas de oxigênio (ROS) que produzem dano celular.

Além das alterações que ocorrem no nível celular, o envelhecimento também implica em modificações na comunicação entre as células, alterando a manutenção de um meio interno estável e equilibrado. Os sistemas endócrino, neurológico e imunológico tendem a se desregular, propiciando diversas situações clínicas, frequentemente observados nas populações mais idosas. Dentre essas alterações, a senescência do sistema imunológico afeta sua capacidade de reconhecimento e resposta, tanto a patógenos externos quanto a células alteradas do próprio organismo, o que justifica a maior suscetibilidade a infecções e ao surgimento de neoplasias nessa fase da vida. Observa-se também um desvio no sentido de suscitar respostas de natureza inflamatória, afetando diversos órgãos e tecidos e alterando suas propriedades mecânicas e funcionais. Essa alteração pode ser o elo comum na origem da aterosclerose, doenças cardiovasculares, diabetes, síndrome metabólica e doenças do sistema nervoso central.

1.3. Órgãos e sistemas afetados

Os mecanismos acima delineados refletem-se em diversos órgãos e sistemas, como se segue no Quadro 1:

Quadro 1 – Alterações do envelhecimento em diversos órgãos e sistemas

Órgãos e sistemas	Alterações
Sistema cardiovascular	Com o envelhecimento, há um aumento da rigidez arterial e redução da elasticidade dos vasos sanguíneos. Isso pode resultar em hipertensão e aumento do risco de doenças cardiovasculares, como aterosclerose e insuficiência cardíaca.
Sistema nervoso	O cérebro sofre uma redução no volume e no número de neurônios, principalmente no córtex pré-frontal e no hipocampo, áreas essenciais para funções cognitivas e memória. Além disso, há uma diminuição na produção de neurotransmissores, como dopamina e serotonina, afetando o humor e a função cognitiva.
Sistema musculoesquelético	O envelhecimento resulta em sarcopenia, uma perda progressiva de massa e força muscular. Além disso, há uma diminuição na densidade óssea, aumentando o risco de osteoporose e fraturas.
Metabolismo basal	O metabolismo basal tende a diminuir com a idade devido à perda de massa muscular e à diminuição da atividade física. Isso pode contribuir para o ganho de peso e obesidade em indivíduos mais velhos.
Sistema endócrino	As alterações hormonais são uma característica marcante do envelhecimento. Nos homens, há uma diminuição gradual dos níveis de testosterona, enquanto nas mulheres a menopausa resulta em uma queda acentuada dos níveis de estrogênio e progesterona. Essas mudanças hormonais afetam a saúde óssea, a composição corporal e a função sexual.
Sistema imunológico	O sistema imunológico enfraquece com a idade, um fenômeno conhecido como imunossenescência. Esse declínio reduz a capacidade do corpo de detectar e eliminar células cancerosas, assim como proteger contra doenças infecciosas.

Fonte: Olej e Martins, após revisão da literatura, 2024

2. INFLAMAÇÃO: O ELO COMUM

Como podemos observar pelo que foi descrito, o envelhecimento é um fenômeno complexo, que resulta de fatores ambientais, genéticos e de estilo de vida, atuando em diferentes células, tecidos e nas suas interações ao longo da vida.

Um padrão observado na maioria, senão em todas as doenças crônicas não transmissíveis, típicas do envelhecimento, é a inflamação crônica. Trata-se de uma inflamação de baixa intensidade que surge na ausência de infecção desencadeante e parece representar um fator de risco altamente significativo para a morbidade e a mortalidade em idosos.

CAPÍTULO 6 – PREVENINDO DOENÇAS CRÔNICAS: COMO VIVER MAIS E MELHOR

Há evidências epidemiológicas robustas de que essa leve e persistente inflamação, que pode ser evidenciada por níveis elevados de marcadores inflamatórios sanguíneos, esteja associada a diversas manifestações clínicas como as alterações na composição corporal, na produção e utilização de energia e no possível declínio dos sistemas nervoso e imunológico.

De modo geral, a inflamação é uma reação aguda, transitória e benéfica do sistema imune a condições prejudiciais, como lesões traumáticas ou microorganismos invasores. Essa resposta também favorece o reparo, a renovação e a adaptação da maioria dos tecidos. A reação inflamatória aguda, no entanto, pode estar prejudicada nos idosos, o que explica sua maior suscetibilidade a infecções.

Quando essa reação inflamatória aguda e transitória não se resolve adequadamente, pode ser substituída por um processo crônico e persistente, resultando em respostas que levam à degeneração dos tecidos subjacentes.

A associação entre excesso de peso corporal e fatores de risco cardiovascular tem como um possível elo a ocorrência de um estado de inflamação crônica, resultante da capacidade do tecido adiposo (TA), sobretudo o visceral, de secretar moléculas inflamatórias, denominadas citocinas pró-inflamatórias. Na obesidade, o aumento excessivo do tamanho e do número de células gordurosas promove um maior recrutamento de células de defesa e a desregulação da produção de citocinas, promovendo o quadro inflamatório.

Essa constatação tem levado a um intenso trabalho de pesquisa global, procurando compreender os mecanismos subjacentes a essa inflamação crônica de baixa intensidade, assim como em estratégias que possam prevenir ou atenuar essa condição. Embora a inflamação seja de natureza complexa e represente a soma de diversos fatores, os autores concordam que esse processo pode ser prevenido, retardado ou atenuado com a adoção de estilos de vida mais saudáveis, incluindo dieta balanceada, atividade física regular e abstinência de tabaco, reduzindo o risco e a gravidade dessas doenças.

3. O ENVELHECIMENTO E AS DOENÇAS CRÔNICAS NÃO TRANSMISSÍVEIS

As doenças crônicas não transmissíveis (DCNT) são condições de longa duração e geralmente de progressão lenta. Entre as principais DCNT estão doenças cardiovasculares, cânceres, doenças respiratórias crônicas e diabetes. O envelhecimento é um fator de risco significativo para o desenvolvimento dessas doenças, devido às alterações fisiológicas e ao acúmulo de danos celulares ao longo da vida.

A transição demográfica global está levando a um aumento proporcional progressivo da população idosa, aumentando o interesse pela compreensão dos fenômenos associados ao envelhecimento e suas doenças associadas.

As DCNT constituem a principal causa de morte não traumática no mundo inteiro. Segundo relatório da Organização Mundial da Saúde (WHO, 2018), em 2016, as DCNT foram responsáveis por 71% das mortes globalmente. As principais doenças causadoras foram as cardiovasculares (44%), o câncer (22%), as respiratórias crônicas (9%) e o diabetes (4%). Além do impacto na provocação de mortes, a prevalência dessas condições afeta significativamente a qualidade de vida dos idosos e gera custos cada vez mais expressivos ao sistema de saúde.

Os fatores de risco para DCNT são frequentemente comportamentais, ambientais e genéticos. Os principais fatores serão descritos a seguir.

4. FATORES DE RISCO, DOENÇA E RISCO CARDIOVASCULAR GLOBAL

4.1. O que é fator de risco?

As doenças cardiovasculares são a primeira causa de mortalidade no Brasil e no mundo. Muito provavelmente, todos nós experimentamos a triste notícia de um familiar, amigo ou colega de trabalho que foi acometido por um infarto do miocárdio ou um acidente vascular cerebral (AVC), que deixaram sequelas limitantes. O caráter intempestivo e inesperado dessas doenças nos dá a impressão de ser algo imprevisível ou inevitável, um conceito errado na maioria das vezes. Quando analisados os casos, fica fácil perceber que as pessoas acometidas pelo infarto ou AVC estavam sob elevado risco cardiovascular, mas não preveniram adequadamente.

O conceito de risco é definido pela probabilidade estatística de se sofrer um dano no futuro. É um sinal, um marcador de que algo ruim possa acontecer. Portanto, fator de risco não é necessariamente uma doença estabelecida, mas sim qualquer característica, comportamento ou hábito que possa implicar num provável risco de o indivíduo vir a sofrer de uma doença grave. Logo, muitos dos fatores de risco estão incorporados em nossas vidas sem percebermos seu potencial de dano futuro. Conhecer tais fatores e seu risco potencial é sempre o primeiro passo para a prevenção.

CAPÍTULO 6 – PREVENINDO DOENÇAS CRÔNICAS: COMO VIVER MAIS E MELHOR

Um exemplo claro é o sedentarismo, que não causa mal algum neste momento. Não traz sintomas ou a necessidade de tomar alguma medicação. Entretanto, em médio e longo prazos, potencializa o risco para várias doenças graves, cardiovasculares, osteoarticulares, neurológicas e cânceres.

4.2. Como surgiram os fatores de risco cardiovasculares?

A maioria dos fatores de risco cardiovasculares hoje conhecidos surgiram de pesquisas chamadas "estudos epidemiológicos longitudinais". Tais estudos acompanharam populações numerosas durante muitos anos e objetivaram determinar quais elementos teriam a capacidade de prever um evento cardiovascular grave no futuro. Por exemplo, ser sedentário ou praticar exercício regularmente, fumar ou não. O mais conhecido de todos esses estudos epidemiológicos tem avaliado desde a década de 1950 a população da pequena cidade norte-americana de Framingham, no estado de Massachusetts. Um numeroso grupo de voluntários foi avaliado quanto ao peso corporal, estatura, valores de pressão arterial, glicose, colesterol e hábitos como fumar ou praticar exercícios. Esses voluntários estão sendo acompanhados ao longo de suas vidas e, dessa forma, estão sendo observados os fatores que contribuem para o surgimento das doenças cardiovasculares. Foi possível determinar os valores de referência para pressão arterial, glicose e colesterol. O estudo de Framingham, entre outros similares, possibilitou calcular uma estimativa de risco para cada indivíduo que passa por uma avaliação médica.

4.3. Quais são os fatores de risco cardiovasculares conhecidos?

4.3.1. Tabagismo

O ato de fumar seguramente aumenta o risco para doenças respiratórias, cardiovasculares e um número grande de tipos de câncer. O tabagismo entra com destaque como fator de risco para a doença coronariana, causa comum do infarto do miocárdio, assim como acelera o processo de obstrução das demais artérias. Leva à doença pulmonar obstrutiva crônica (DPOC), causa comum de falta de ar, e aos cânceres de pulmão e bexiga. Felizmente, a taxa de tabagismo tem caído no Brasil após as políticas públicas antitabaco. É importante investirmos na **prevenção primordial ao tabagismo**, que é evitar a iniciação ao hábito de fumar, posto que as taxas de cessação não são animadoras, mesmo com as melhores terapias. A adolescência é a fase crítica, quando amigos, familiares e propagandas indiretas em filmes podem atuar como influenciadores. Há estudos que sugerem relação do tabagismo com depressão, desempenho escolar pobre e situações emocionais. A nicotina causa dependência e está associa ao uso concomitante de outras drogas.

Aconselha-se que a cessação do tabagismo seja um processo assistido por equipe multiprofissional. O tabagismo deve ser considerado como dependência que necessita de apoio profissional e não somente questão de "força de vontade". O tratamento compreende abordagem comportamental e, se indicado, medicações. Tais medicações têm indicações precisas, contraindicações e possíveis efeitos adversos, só devendo ser administradas com acompanhamento médico.

Mais de um milhão de pessoas morrem todos os anos devido à exposição passiva à fumaça do cigarro. São aqueles que convivem intimamente com os fumantes, incluindo aqui crianças e adolescentes. Portanto, o risco se estende àqueles que convivem com os fumantes.

Temos no Brasil o "Programa Nacional de Controle do Tabagismo" e há grupos de apoio à cessação do tabagismo em unidades da rede pública. Informações estão disponíveis nas unidades básicas de saúde de cada bairro.

4.3.2. Sedentarismo

Os aumentos no volume de atividade física resultam em maior tempo e qualidade de vida. Ao sermos indagados sobre atividade física, muitas vezes respondemos que já temos muitas atividades cotidianas no lidar com as tarefas domésticas ou do trabalho. Certamente essas atividades contam para o gasto energético, entretanto devemos buscar exercício físico definido como conjunto de atividades estruturadas com objetivo de melhorar a aptidão cardiorrespiratória, flexibilidade, força e equilíbrio. O exercício físico deve ser incentivado em todas as faixas etárias, com adequações a cada fase da vida, sendo benéfico tanto para portadores de doença cardíaca quanto para indivíduos saudáveis. São raras as contraindicações absolutas ao exercício físico, sendo que sua prática continuada leva a efeitos benéficos sobre o sistema cardiovascular, como a diminuição da pressão arterial e dos batimentos cardíacos.

A escolha de um programa de exercícios deve idealmente ser adequada a cada indivíduo incluindo atividades aeróbias, resistidas e de flexibilidade.

CAPÍTULO 6 – PREVENINDO DOENÇAS CRÔNICAS: COMO VIVER MAIS E MELHOR

Considera-se uma meta semanal adequada para a promoção da saúde e a prevenção de doenças cardíacas a realização de no mínimo 150 minutos de atividade física por semana, sendo de intensidade moderada a intensa. A frequência mínima ideal é de cinco vezes por semana. Caminhadas ao ar livre, esteira e bicicleta ergométrica são formas comuns de atividade física. Entretanto, há muitas outras possibilidades, como natação, hidroginástica e dança.

Pacientes cardiopatas e hipertensos deverão se aconselhar com o médico assistente antes de iniciarem as atividades físicas. Geralmente, deverão praticar exercícios após compensados com o uso de medicação e evitar atividades em jejum, em horários de calor extremo e em vias de grande poluição atmosférica. Se houver doença osteoarticular, sugere-se consulta prévia ao ortopedista.

4.3.3. Sobrepeso e obesidade

Aqui não tratamos do assunto como uma questão estética ou histórica e cultural e sim como um marcador de doença grave. O ideal é mantermos o índice de massa corporal (IMC) menor que $25Kg/m^2$. Calcula-se o IMC pela divisão do peso corporal pela estatura elevada ao quadrado. Há vários estudos que atestam a relação do sobrepeso e da obesidade com aumento de doenças como hipertensão arterial, diabetes, colesterol e triglicerídeos elevados, arritmias cardíacas, acidente vascular cerebral, insuficiência cardíaca, osteoartrite, alguns tipos de câncer e, sobretudo, aumento de mortalidade.

A obesidade é problema de saúde pública no Brasil e tem crescido nas últimas décadas. Seu aumento é uma das justificativas para o crescimento de várias doenças crônicas. O uso de alimentos industrializados e refeições fora do domicílio são apontados como causas do aumento da obesidade. Houve mudança no padrão alimentar, com maior consumo de açúcares, gorduras saturadas e sódio em detrimento de alimentos ricos em fibras.

Algumas dicas para um padrão alimentar saudável incluem:

a. Crie uma rotina alimentar com horários regulares.

b. Planeje um cardápio.

c. Leia e critique os rótulos.

d. Compre alimentos naturais.

e. Prepare seus próprios alimentos.

f. Beba água nos intervalos das refeições.

g. Evite ou diminua os alimentos ricos em óleo, sal, açúcar e gordura hidrogenada, como bolos, biscoitos, refrigerantes, *fast food*, processados e ultraprocessados.

4.3.4. Diabetes

O aumento dos níveis de açúcar no sangue (glicemia) tem impacto importante na maior ocorrência de doença coronariana, insuficiência renal crônica, obstrução das artérias periféricas, insuficiência cardíaca, alguns tipos de câncer, entre outras. Pacientes diabéticos devem ser considerados com alto risco para doença cardiovascular mesmo na ausência de outros fatores de risco. Por outro lado, o controle do diabetes reduz o risco.

O diabetes pode se iniciar lentamente e de modo silencioso, sem sintomas, por muito tempo. Assim, justifica-se a dosagem da glicemia de jejum como meio de triagem, em especial nos indivíduos obesos, hipertensos e nos filhos de pais diabéticos.

O tratamento do diabetes consiste em dieta, exercício físico e medicamentos sob prescrição médica. Atualmente temos disponíveis medicamentos que além de baixarem os níveis de açúcar no sangue também diminuem o risco cardiovascular.

4.3.5. Elevação das gorduras no sangue ou dislipidemias

As principais gorduras no sangue relacionadas com o risco cardiovascular são a elevação do LDL-colesterol, também conhecido como "colesterol ruim", o aumento dos triglicerídeos e a diminuição do HDL-colesterol, ou "bom colesterol". O mais importante de todos é o aumento do LDL-colesterol que se relaciona com maior risco de infarto do miocárdio, AVC e morte cardiovascular.

Diferente do senso comum, as elevações das gorduras no sangue frequentemente não dão sintomas. Por isso, a dosagem é mandatória para o diagnóstico.

Há algumas causas para a elevação do LDL-colesterol; entretanto, parte significativa dos pacientes tem alterações genéticas que os predispõe às dislipidemias. Portanto, muitos pacientes com peso adequado, praticantes de exercício e dieta equilibrada ainda assim podem ter dislipidemias e necessitarem de tratamento.

Não há único valor de referência (normal) para todos os indivíduos. A meta do LDL-colesterol dependerá do resultado do cálculo do risco cardiovascular global.

O tratamento consiste em dieta, exercício físico e medicamento prescrito pelo médico.

4.3.6. Hipertensão arterial ou "pressão alta"

A hipertensão arterial sistêmica (HAS) é a doença crônica mais comum no mundo e acomete os indivíduos de maneira silenciosa durante muitos anos. Por isso, para fazer esse diagnóstico, faz-se necessário medidas da pressão independentemente de haver sintomas. A HAS é fator de risco para o AVC, o infarto do miocárdio, a insuficiência cardíaca, o aneurisma, a dissecção da aorta e a doença renal crônica. Obesidade, sedentarismo, tabagismo, alcoolismo, estresse mental, dieta rica em sal e apneia do sono são elementos que podem agravar a hipertensão arterial. A perda do peso corporal e a dieta pobre em sódio têm ação significativa na redução da pressão arterial.

4.3.7. Álcool

A ingesta abusiva de álcool leva a consequências maléficas ao sistema cardiovascular, com destaque para a lesão ao músculo do coração, chamado miocárdio. Essa lesão pode culminar numa doença conhecida como "miocardiopatia alcóolica". O álcool eleva a pressão arterial. As consequências do abuso do álcool são muitas, incluindo lesões sobre o fígado, pâncreas, cérebro, problemas comportamentais e sociais. Algumas pesquisas científicas mostraram uma possível ação protetora do álcool para a doença coronariana. Entretanto, frente às múltiplas lesões secundárias ao álcool, não se recomenda seu uso como medida de prevenção para quaisquer doenças. As mulheres necessitam especial atenção, pois apresentam menor tolerância ao álcool se comparadas aos homens.

4.3.8. Estresse psicossocial

O estresse psicossocial está relacionado à maior frequência de doença cardiovascular. Apesar de ser recomendação difícil de ser colocada em prática, deve-se tentar controlar o nível de estresse por meio do planejamento de horas de lazer, assim como o afastamento de situações estressantes. Técnicas de relaxamento e exercício físico regular podem auxiliar nesse controle.

4.3.9. História familiar

A manifestação de doença coronariana ainda cedo em membros de uma família aumenta o risco de doença cardiovascular. Essa constatação serve de alerta para um cuidado ainda maior. Aqui valorizamos quando a manifestação da doença no familiar aconteceu no individuo ainda na meia-idade.

4.3.10. Poluição ambiental

Recentemente, a poluição tem sido reconhecida mais como fator de risco para várias doenças além das respiratórias. Isso inclui a descarga dos carros, a fumaça das queimadas florestais e areia dos desertos levada pelo vento. Momentos de maior poluição coincidem com maiores internações por infarto do miocárdio e AVC.

4.3.11. Gênero

A doença coronariana é mais comum nos homens e passa a aumentar nas mulheres após a menopausa. Muito provavelmente se deve à proteção conferida pelo hormônio feminino estrogênio. As doenças cardiovasculares nas mulheres são muitas vezes negligenciadas. Precisamos alertar para o crescente número de casos de doenças cardiovasculares no sexo feminino.

4.4. Como calcular o risco cardiovascular?

Chamamos de risco cardiovascular global o cálculo em que se considera grande parte dos fatores de risco descritos aqui neste capítulo. Cada qual tem seu peso de importância. O médico pode calcular esse risco como forma de orientar melhor seu tratamento. O resultado dessa conta não é um veredicto, posto que a medicina não é ciência exata. Esse resultado aponta para uma probabilidade teórica do indivíduo ter um evento cardiovascular grave nos próximos anos e o objetivo é trabalhar para reduzir o risco. A lógica é: quanto maior o risco daquele paciente, mais rigoroso devemos ser na prevenção com o objetivo de baixar o risco. Daí derivam as metas de níveis de colesterol e pressão arterial a serem atingidos para aquele determinado paciente. Portanto, passamos a trabalhar com metas específicas para cada paciente e não valores "normais" para todos os indivíduos.

Há calculadoras, aplicativos e algoritmos disponíveis para o cálculo do risco cardiovascular global. É recomendado que esse cálculo seja feito pelo profissional da saúde habilitado a interpretar o resultado e sugerir um plano para modificação do risco calculado.

5. PREVENÇÃO INTEGRADA

5.1. Fatores de risco comuns para várias doenças

Muitos dos fatores de risco aqui discutidos são comuns para doenças cardiovasculares, respiratórias, endocrinológicas e o câncer, entre outras. Por exemplo, a obesidade representa risco para causar hipertensão arterial, diabetes, doenças osteoarticulares e vários tipos de câncer; um só fator de risco comum a várias doenças. Portanto, ao se corrigir um fator de risco pode-se reduzir o risco de várias doenças diferentes.

5.2. Rastreamento

Em medicina, rastreamento significa uma procura ativa por uma doença ou fator de risco sem que haja qualquer sinal ou sintoma de sua instalação. Em algumas situações de doenças graves, com poucos sintomas, em que o diagnóstico em fases preliminares pode resultar num tratamento eficaz, faz-se o rastreamento. Por exemplo: recomenda-se rastrear todos os pacientes acima de 50 anos para o câncer colorretal com videocolonoscopia. Esse tipo de câncer é o segundo mais frequente em homens e mulheres no Brasil. Quando diagnosticado em fase precoce, tem elevada chance de cura. Portanto, o Instituto Nacional de Câncer (INCA) considera todos os homens e mulheres entre 50 e 75 anos de médio risco para câncer colorretal. Homens e mulheres com história familiar de câncer colorretal são considerados de alto risco, independentemente da idade.

5.3. Prevenção primária e secundária

A prevenção primária é aquela que se dá antes da instalação da doença, enquanto a secundária previne uma recorrência, um novo surto ou piora da doença. Por exemplo: educar hábitos saudáveis de dieta e exercício físico para crianças e adolescentes a fim de evitar infarto do miocárdio na vida adulta é prevenção primária. Por outro lado, tratar colesterol elevado num paciente que já teve um infarto do miocárdio, com objetivo de prevenir outro infarto, é prevenção secundária. Ambas são importantes e eficazes.

6. EXAME PERIÓDICO DE SAÚDE OU *CHECK-UP*

O exame periódico de saúde tem como objetivos o rastreamento e/ou diagnóstico precoce de doenças e a aplicação de medidas de prevenção. No senso comum, se confunde erroneamente *check-up* com fazer muitos exames a cada período ou cumprir uma formalidade legal da empresa. Em alguns casos, o indivíduo faz uma grande bateria de exames de laboratório e sequer os apresenta a um médico. Vão todos para a gaveta do escritório. Vamos então desmistificar conceitos.

O exame periódico é de grande valia quando direcionado ao diagnóstico das doenças com maior probabilidade de ocorrência naquele indivíduo sob análise. Essas medidas precisam ser custo-efetivas do ponto de vista clínico, financeiro e da saúde coletiva. Para que o exame periódico traga benefícios, os seguintes aspectos devem ser considerados:

a. O exame periódico de saúde deve ser adequado a cada perfil de paciente. Faixa de idade, gênero, história familiar, hábitos, tudo deve ser considerado para traçar o perfil de risco daquele indivíduo.

b. Todo exame periódico de saúde deve ser iniciado pela história clínica e exame físico do paciente. Esses serão os norteadores das ações como pedidos de exames e recomendações.

c. A partir da história e do exame físico, o médico traçará um plano de rastreamento ou investigação diagnóstica com exames complementares direcionados a algumas hipóteses que valham a pena ser investigadas.

d. Os exames complementares ou eventuais consultas com especialistas precisam ser analisados pelo médico que os solicitou para então recomendar as medidas necessárias.

e. As recomendações do médico precisam ser seguidas e reavaliadas. De outra forma, de nada valerá todo o esforço.

Para concluirmos, transcreveremos aqui as recomendações para uma vida saudável publicadas conjuntamente pelas associações americanas de cardiologia *American Heart Association* (AHA) e *American College of Cardiology* (ACC). Elas

CAPÍTULO 6 – PREVENINDO DOENÇAS CRÔNICAS: COMO VIVER MAIS E MELHOR

incorporam o controle dos fatores de risco aqui discutidos e podem ser a chave para evitarmos o surgimento ou a gravidade das doenças crônicas:

1. Coma uma variedade de frutas e vegetais, grãos integrais e fontes saudáveis de proteína. Limite carnes processadas, carboidratos refinados, bebidas açucaradas e gorduras trans.

2. Faça pelo menos 150 minutos por semana de atividade física aeróbia moderada ou 75 minutos por semana de atividade aeróbia vigorosa. Além disso, adicione atividades de fortalecimento muscular de intensidade moderada a alta pelo menos duas vezes por semana.

3. Mantenha suas vacinas em dia.

4. Evite o uso de tabaco e a exposição ao fumo passivo.

5. Durma bem.

6. Tome seus remédios para o coração regularmente.

Lembramos que controlar os fatores de risco para o surgimento de doenças crônicas é a forma mais eficaz de evitar suas complicações.

LEITURAS RECOMENDADAS

AMERICAN HEART ASSOCIATION. *Healthy living*. Dallas, Texas, c2024. Disponível em: https://www.heart.org/en/healthy-living. Acesso em: 30 set. 2024.

AMERICAN HEART ASSOCIATION. *Understand your risks to prevent a heart attack*. Disponível em: https://www.heart.org/en/health-topics/heart-attack/understand-your-risks-to--prevent-a-heart-attack. Acesso em: 29 set. 2024.

FRANCESCHI, C.; CAMPISI, J. Chronic inflammation (inflammaging) and its potential contribution to age-associated diseases. *J Gerontol A Biol Sci Med Sci*, v. 69, n. 1, p. 4-9, jun. 2014.

GBD 2019. Diseases and injuries collaborators. Global burden of 369 diseases and injuries in 204 countries and territories, 1990-2019: a systematic analysis for the global burden of disease study. *Lancet*, v. 396, n. 10.258, p. 1.204-1.222, 17 out. 2020.

LÓPEZ-OTÍN, C.; BLASCO, M. A.; PARTRIDGE, L.; SERRANO, M.; KROEMER, G. The hallmarks of aging. *Cell*, v. 153, n. 6, p. 1194-1217, 6 jun. 2013.

MINISTÉRIO DA SAÚDE. INSTITUTO NACIONAL DE CÂNCER JOSÉ ALENCAR GOMES DA SILVA (INCA). *Programa Nacional de Controle do Tabagismo*. Rio de Janeiro: Inca, 1986Disponível em: https://www.gov.br/inca/pt-br/assuntos/gestor-e-profissional-de-saude/programa-nacional-de-controle-do-tabagismo. Acesso em: 29 set. 2024.

MINISTÉRIO DA SAÚDE. INSTITUTO NACIONAL DE CÂNCER JOSÉ ALENCAR GOMES DA SILVA (INCA). *Detecção precoce do câncer*. Rio de Janeiro: INCA, 2021. 72p. Disponível em: https://www.inca.gov.br/sites/ufu.sti.inca.local/files/media/document/deteccao-preco-ce-do-cancer.pdf. Acesso em: 30 set. 2024.

SIMIELI, I.; PADILHA, L. A. R.; TAVARES, Cristiane Fernandes de Freitas. Realidade do envelhecimento populacional frente às doenças crônicas não transmissíveis. *REAS/EJCH*, v. Sup. 37, e1511, 2019.

PREVEDELLO, M. T.; COMACHIO, G. Antioxidants and their relationship with free radicals, and Chronic Non communicable Diseases: a literature review. *Brazilian Journal of Development*, Curitiba, v. 7, n. 6, p. 55244-55285, jun. 2021.

PRECOMA, D. B.; OLIVEIRA, G. M. M.; SIMÃO, A. F.; DUTRA, O. P.; COELHO, O. R.; IZAR, M. C. O. *et al.* Atualização da Diretriz de Prevenção Cardiovascular da Sociedade Brasileira de Cardiologia – 2019. *Arq Bras Cardiol.*, v. 113, n. 4, p. 787-891, 2019.

WORLD HEALTH ORGANIZATION. *Noncommunicable Diseases Country Profiles*, 2018. Disponível em: https://www.who.int/publications/i/item/9789241514620. Acesso em: 17 ago. 2024.

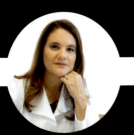

CAPÍTULO 7

Regina Lúcia Barbosa Santos, MD

A JORNADA DA BELEZA AO ENVELHECER: EXPLORANDO NOVOS PARADIGMAS

A busca constante pela beleza nas sociedades contemporâneas não é um fenômeno recente. Há milhares de anos a nossa espécie tenta alcançar a verdadeira beleza e conquistar o bem-estar biopsicossocial. A definição de beleza expressa a qualidade do que é belo ou agradável. É um conjunto de características harmoniosas e agradáveis à vista. Por causa de seu lado subjetivo, diz-se que a beleza está "nos olhos de quem vê".

O conceito de beleza é variável conforme a cultura de uma época e local. O que é belo em uma sociedade pode ser considerado desagradável para outras. O contrário do belo seria o feio ou grotesco. Não existe uma definição universal e atemporal do que seja beleza ou feiura.

Na Grécia antiga, o belo e o bom eram considerados conceitos inseparáveis. Aristóteles via uma relação entre o belo e a virtude. Pitágoras já estabelecia uma forte conexão entre a matemática e a beleza e observava que objetos com medidas de acordo com a proporção áurea pareciam mais atraentes. Nasceu, assim, a visão estético-matemática do universo, em que o belo é algo proporcional e simétrico. A beleza humana de homens e mulheres em conformidade com esses princípios ficou conhecida como "ideal clássico". O corpo era visto como elemento de glorificação e de interesse do estado e, portanto, deveria ser modelado com exercícios e meditações. Porém, a civilização grega considerava esses conceitos apenas para os cidadãos do sexo masculino. Às mulheres cabia cumprir funções como obediência ao seu marido e a reprodução. Os prazeres eram do domínio masculino. A civilização grega não incluía as mulheres na sua concepção de corpo perfeito.

Durante a Idade Média, o padrão estético clássico de beleza foi rejeitado e considerado pecaminoso. Somente Deus é belo e perfeito. O ser humano é falho por ter cometido o pecado original e só pode alcançar a beleza em vida por meio de Deus. O cristianismo reprime constantemente o corpo ("o corpo é a abominável vestimenta da alma", disse o Papa Gregório Magno).

Mais tarde, durante o período do Renascimento, surge uma nova visão do conceito de beleza, que volta a ser considerada como um produto de ordem racional e da harmonia das proporções. Artistas e arquitetos renascentistas consideram o período gótico irracional e bárbaro. No Renascimento se chega a um alto grau de perfeição, a chamada "grande teoria", segundo a qual a beleza consiste na harmonia e proporção das partes. A beleza passa a ser entendida como uma imitação da natureza com regras cientificamente estabelecidas. No ideal renascentista o corpo é investigado, descrito e analisado, o corpo anatômico e biomecânico. Esse momento se reflete na arte por meio das obras de Da Vinci e Michelangelo. Na Idade Moderna ocorre uma grande mudança nos padrões de beleza. Passam a importar aspectos subjetivos do gosto. A evolução da sociedade industrial permitiu o desenvolvimento técnico-científico e o crescimento de práticas sobre o corpo. Com o surgimento da burguesia, a beleza assume a face provocante e consumista, que observamos nos dias de hoje.

O conceito de beleza sofreu diversas transformações com o passar do tempo. Deixou de ser uma obrigação social e moral para se tornar um símbolo de status. Porém, a importância do corpo para o ser humano é atemporal.

No mundo contemporâneo e globalizado, o consumismo passa ser o principal norteador da mente humana. A procura sem limite pelo corpo idealizado e o narcisismo atinge patamares cada vez mais elevados. A frustração por não atingir o padrão imposto de beleza causa imenso sofrimento e leva ao desenvolvimento de transtornos mais graves. As mídias sociais cada vez mais massificam a mensagem de que o corpo e rosto perfeitos são sinais de felicidade. O número de homens e mulheres que se colocam a serviço da manutenção de seus corpos é cada vez maior, sendo incitados a associar beleza com juventude e saúde. As formas arredondadas, antigamente consideradas como sinais de vigor e saúde, agora são consideradas sinônimo de feiura. Instaurou-se a ditadura do corpo perfeito, magro e turbinado. A busca pelo rosto sem imperfeições por meio de inúmeros procedimentos estéticos e cirurgias plásticas nunca antes atingiu patamares tão altos.

Nesse mundo narcisista que se desenha, o envelhecimento historicamente vem sendo associado à sabedoria e nunca à beleza. O avançar da idade passa a ter um estigma como representação de fim da beleza. Diante do envelhecimento só nos resta a aceitação e o conformismo de que nunca mais seremos objeto de desejo. O mundo contemporâneo trouxe a possibilidade de vivermos por mais tempo. Diante dessa realidade que se consolida, como devemos nos preparar para atravessar a velhice? Como lidar com um corpo envelhecido em um mundo em que pessoas fisicamente mais atraentes têm mais facilidade de serem aceitas em ambientes sociais e corporativos? Logo, como administrar a ideia que corpo se torna cada vez mais uma moeda de troca nas relações?

O primeiro passo é entender que o envelhecimento é um processo natural pelo qual todos vamos passar (Figura 1). Existe beleza em todas as fases da vida. Devemos nos preparar de forma saudável para as mudanças que irão ocorrer. Cuidar da saúde, manter o corpo em movimento, hidratar e tratar da pele e até mesmo recorrer a pequenos procedimentos estéticos são algumas das ferramentas que podemos utilizar. Porém, o mais importante é que a beleza seja genuína e reflita a nossa autoestima. Vamos celebrar a autenticidade.

Figura 1 – O processo natural do envelhecimento

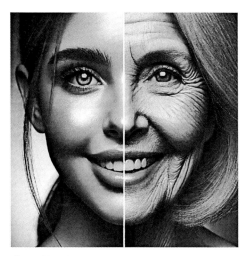

Fonte: gerada pelo site OpenAI, 2024

1. A BELEZA QUE VEM COM O TEMPO

A forma como encaramos a beleza na terceira idade está mudando expressivamente e cada vez mais surgem exemplos de homens e mulheres mais velhos quebrando antigos paradigmas. O amadurecimento nos dá a possibilidade de maior aceitação e a sensação de segurança dentro da nossa própria pele. O tempo nos ensina a valorizar as nossas características físicas positivas. O charme vem com a vivência. Nada disso significa que lidar com a passagem do tempo seja propriamente um "mar de rosas". Porque o envelhecimento você não somente sente, mas literalmente vê e vivencia diariamente a cada vez que se olha no espelho. Com a idade, a pele muda, como tudo muda no nosso organismo.

Com o envelhecimento da população, os idosos vêm se desenhando como um novo e promissor mercado consumidor da indústria da estética. Esse fato, de certa forma, está levando a uma ressignificação no conceito de beleza na maturidade. Jean Baudrillard, entre outros autores, lembra que a beleza é uma das mais valiosas mercadorias contemporâneas. As grandes marcas começam a olhar com mais atenção para as mulheres e os homens mais velhos. Apesar de estarmos longe de vencer o etarismo, começamos os primeiros passos para trazer um novo estilo de vida na terceira idade.

As discussões e reflexões sobre a beleza na terceira idade estão apenas começando e chegam carregadas de polêmicas. Que esse momento cresça, amadureça, frutifique e traga a verdadeira beleza de celebrar quem somos e desejamos realmente ser. A beleza genuína não precisa seguir os padrões preestabelecidos. Vamos promover cada vez mais a individualidade e a autenticidade.

2. O PAPEL DA DERMATOLOGIA NO PROCESSO DE ENVELHECIMENTO

A partir do final da década de 1960, a população brasileira iniciou um processo de mudança importante na sua pirâmide etária. Progressivamente, estamos observando uma redução na fecundidade, queda na mortalidade e aumento considerável na expectativa de vida. Gradativamente, estamos nos tornando um país de idosos em uma sociedade contemporânea que busca, incansavelmente, a juventude eterna. O envelhecimento é rejeitado e as mudanças de características físicas que ocorrem com o passar do tempo são omitidas e desvalorizadas.

As redes sociais cada vez mais ditam as regras do padrão de beleza e associam a velhice a um "enfeiamento". Nunca se consumiu um número tão grande de produtos cosméticos e, frequentemente, são realizados procedimentos estéticos de forma abusiva e inadequada.

À medida que vivemos mais, observamos o aumento no número de idosos que buscam melhorar a sua aparência de forma saudável. O que fazer para amenizar os sinais da passagem do tempo e manter a pele, os cabelos e as unhas com saúde e vitalidade?

Muito além da estética, as doenças dermatológicas relacionadas à faixa etária, as manifestações na pele relacionadas a doenças sistêmicas e alterações cutâneas secundárias ao uso de medicamentos são motivos de queixa comum no atendimento clínico do paciente idoso.

3. ENTENDENDO O ENVELHECIMENTO DA PELE

O envelhecimento da pele é um processo bastante complexo e envolve vários fatores. Basicamente, podemos dividir o envelhecimento em dois tipos: intrínseco e extrínseco.

Envelhecimento intrínseco ou cronológico é aquele que é inevitável para todos nós e ocorre simplesmente pelos efeitos da passagem do tempo. Ele é influenciado por fatores genéticos, ambientais e hormonais. Não sabemos exatamente os mecanismos envolvidos no processo do envelhecimento intrínseco, existindo teorias sobre um possível papel do envelhecimento da própria célula, perda da capacidade de reparação do DNA, estresse oxidativo pela formação de radicais livres, mutações dos genes, encurtamento de telômeros e queda de hormônios. A menopausa feminina tende a acelerar de forma mais brusca o processo de envelhecimento da pele.

No envelhecimento, ocorre diminuição na produção sebácea, alteração na composição dos lipídios (gordura) da pele, afinamento da espessura da derme (camada intermediária da pele) e piora da vascularização da microcirculação. Além disso, há uma diminuição progressiva na produção de colágeno. Gradativamente, a pele se torna mais seca e com menor capacidade de cicatrização. Essas alterações ocorrem em ambos os sexos, sendo muito perceptíveis na mulher com a chegada da menopausa e a queda dos níveis de estrogênio (as mudanças da pele são mais drásticas na mulher que não faz reposição hormonal). Outros hormônios que também declinam no processo do envelhecimento parecem influenciar na pele (a compreensão do papel desses hormônios na pele ainda precisa de mais estudos).

O envelhecimento extrínseco, ou *fotoenvelhecimento*, decorre principalmente dos efeitos nocivos da exposição excessiva à radiação ultravioleta (sol) sobre a pele. Os efeitos da radiação são muito evidentes quando comparamos a qualidade da pele em áreas habitualmente cobertas pela roupa (mamas, nádegas...) e áreas expostas diariamente ao sol, como face, colo, dorso de mãos (Figura 2). O excesso de exposição solar também está diretamente envolvido no aparecimento de neoplasias malignas cutâneas (câncer de pele).

Figura 2 – Paciente de 90 anos apresentando dano solar mais acentuado em dorso de mãos (área exposta diariamente ao sol) comparativamente à área coberta de região abdominal

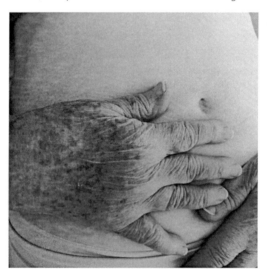

Fonte: Barbosa, 2024

Os mecanismos de defesa contra a radiação ultravioleta (RUV) incluem o espessamento da epiderme (camada mais superficial da pele) e liberação de pigmentos com o aparecimento de manchas. O excesso de sol também acentua a perda de colágeno.

O tabagismo também está fortemente ligado ao envelhecimento prematuro da pele (Figura 3). O hábito de fumar é um grande fator de risco para o aparecimento de rugas precocemente.

Figura 3 – Rugas periorais em paciente tabagista e com história importante de fotoexposição

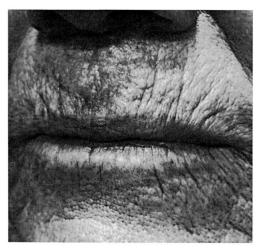

Fonte: Barbosa, 2024

4. ALTERAÇÕES ESTRUTURAIS DA PELE DO IDOSO

- A barreira da pele (extrato córneo) se torna menos eficiente, deixando de formar uma barreira adequada que protege da desidratação e de agressores externos. A pele se torna seca, traduzida por um aspecto clínico chamado de xerose cutânea.

- No idoso, a camada de lipídios (gorduras) está diminuída e alterada, o que piora o ressecamento da pele.

- A epiderme do idoso é menos espessa, fazendo com que substâncias aplicadas topicamente sobre a pele tenham maior capacidade de penetração e irritação local.

- As feridas demoram mais tempo para cicatrizar. Pequenos traumas podem ocasionar a formação de bolhas.

- A camada intermediária da pele (derme) vai se tornando reduzida. Essa redução é mais expressiva no homem. Ocorrem alterações na quantidade e qualidade de produção de fibras elásticas e de colágeno.

- O ácido hialurônico presente na derme vai ficando progressivamente mais escasso. Essa substância possui um grande poder de reter as moléculas de água, sendo muito importante na manutenção do turgor e das propriedades viscoelásticas da pele.

- Gradualmente a pele vai perdendo a sua função protetora. Surgem áreas de atrofia, manchas roxas e cicatrizes. Mais tarde podem ocorrer pequenos ferimentos com traumas mínimos e até espontaneamente.

- A vascularização da pele fica comprometida. Existe uma fragilidade dos vasos.

- A pele tolera menos a exposição ao sol, sendo mais suscetível a queimaduras.

- Em áreas muito expostas à RUV, surgem manchas escuras (melanoses solares) ou claras (leucodermia solar).

5. MEDIDAS PARA PRESERVAR UMA PELE SAUDÁVEL E BONITA

- Reestabelecer uma função de barreira adequada da pele, prevenindo a perda de água e impedindo a entrada de materiais exógenos, com a utilização de produtos emolientes contendo alfa-hidroxiácidos (ex.: ácido glicólico) ou retinoides (ex.: tretinoína).

- Ajudar a recompor a camada de gordura da pele utilizando hidratantes contendo ativos como ceramidas.

- Ter um cuidado redobrado na aplicação de medicamentos tópicos no paciente de idade avançada, uma vez que existe uma maior capacidade de absorção e penetração dos ativos.

- Tratar pequenas lesões devido à maior dificuldade de cicatrização espontânea.

- Utilizar o ácido hialurônico injetável para hidratação (*skinbooster*) é uma ferramenta disponível para melhorar o turgor da pele.

- Utilizar o ácido hialurônico de forma injetável para realização de pequenos preenchimentos.

- Ter cuidado com a utilização de corticoides tópicos por períodos prolongados, porque pode levar a piora das alterações cutâneas da idade.

- Usar anticoagulantes, antiagregantes plaquetários e fitoterápicos como *ginseng* e *ginkgo biloba* sempre com supervisão médica pelo risco de aumentar sangramentos e lacerações da pele.

- Usar filtro solar diariamente nas áreas expostas no dia a dia e aplicar corretamente em todo o rosto e corpo, durante as exposições mais prolongadas, evitando queimaduras.

- Buscar informações sobre as várias tecnologias disponíveis para tratamento das diferentes alterações secundárias à passagem do tempo.

6. A TECNOLOGIA COMO ALIADA

Diariamente, somos bombardeados com centenas de informações relacionadas a procedimentos estéticos minimamente invasivos, utilizando produtos injetáveis e tecnologias. Diante de tantas informações, muitas vezes fica difícil para o leigo compreender esses procedimentos, suas reais indicações, seus riscos e o que esperar como resultado. Apesar de ser um tema muito extenso e complexo, é extremamente importante esclarecer alguns aspectos relacionados às técnicas mais usadas e suas principais indicações. Cabe lembrar que esses procedimentos devem ser realizados por profissional capacitado e treinado. Procure sempre o seu dermatologista de confiança, que é o profissional adequado para escolher o procedimento correto e dar o atendimento necessário. Durante a consulta, esclareça todas as dúvidas e alinhe as expectativas de resultado. Segue abaixo uma orientação geral sobre os tratamentos mais utilizados no combate ao envelhecimento cutâneo.

1. Toxina botulínica: um dos procedimentos estéticos mais utilizados na dermatologia. Trata-se da aplicação de uma substância extraída de uma bactéria causadora de uma doença chamada de botulismo. Essa toxina, quando injetada no músculo, causa uma paralisia temporária dele. O uso cosmético da toxina botulínica revolucionou o tratamento das chamadas "rugas de expressão" (marcas que aparecem na pele em consequência da movimentação frequente da musculatura da mímica facial). Classicamente a toxina é usada para terapia das rugas dinâmicas da fronte (testa), glabela (região entre as sobrancelhas) e orbicular ("pés de galinha"). Também é usada para tratar a região do pescoço e colo.

2. Preenchimento com ácido hialurônico: técnica utilizada para repor o volume em uma determinada região do rosto, atenuando as chamadas rugas estáticas, bem como corrigindo assimetrias e imperfeições. O ácido hialurônico é injetado por meio de uma agulha sem ponta chamada de microcânula. O ácido hialurônico é uma substância presente naturalmente no corpo humano. Com o envelhecimento, ocorre progressivamente uma redução na quantidade dessa substância na pele. O preenchimento é simplesmente uma reposição parcial desse material. Deve ser aplicado em pequenas quantidades e de forma criteriosa para não gerar resultados inestéticos e artificiais.

3. *Skinbooster*: tratamento voltado para a recuperação da hidratação profunda da pele por meio da injeção de ácido hialurônico. O material utilizado para esse procedimento não tem efeito de preenchimento (não gera volume na área de aplicação).

4. *Peelings* químicos: consiste na aplicação de um ou mais agentes químicos sobre a pele, provocando uma descamação controlada local. Após a lesão, ocorre um processo de regeneração do tecido cutâneo, deixando a pele mais bonita e saudável. Podem ser usados principalmente para tratamento de manchas e rugas finas. De acordo com o produto utilizado no procedimento, o *peeling* pode ser mais superficial ou profundo.

5. Bioestimuladores de colágeno: são polímeros sintéticos biocompatíveis e biodegradáveis que quando injetados na pele levam a um estímulo na produção local de colágeno, resultando em uma restauração gradual do volume e melhora da flacidez. Os materiais mais usados são o ácido poli-L-lático e a hidroxiapatita de cálcio. O uso pode ser facial e corporal.

6. *Lasers* na estética: consiste na utilização de um feixe luminoso de alta intensidade de energia para tratamento de diferentes problemas estéticos. A luz do *laser* provoca um dano térmico (pelo calor) em alvos específicos da pele, podendo ser utilizada para tratamento de manchas, vasos, fotoenvelhecimento e também para remoção de pelos.

7. Ultrassom micro e macrofocado: ferramenta importante para tratar a flacidez da pele facial e corporal. O equipamento se baseia na utilização de ondas acústicas que geram vibrações no tecido-alvo causando atrito molecular. Parte dessa energia mecânica é convertida em calor, que é capaz de induzir uma remodelação do colágeno e melhora da firmeza da pele.

Esses são apenas alguns dos inúmeros procedimentos disponíveis para rejuvenescimento da pele. É sempre importante lembrar que devem ser feitos por médicos treinados e capacitados e em ambiente seguro. O uso inadequado de equipamentos e erros técnicos de execução podem levar a complicações sérias como infecções, queimaduras e resultados inestéticos.

Nunca marque procedimentos sem antes passar por uma avaliação criteriosa com um profissional de referência. É muito importante saber sua história clínica e se há contraindicações à realização do procedimento. Tire todas as dúvidas durante a consulta pré-procedimento e alinhe as expectativas em relação ao resultado possível. Desconfie sempre de promessas milagrosas. Lembre-se que esses procedimentos não podem ser uma obrigação e não devem ser feitos de forma excessiva.

Cada marca de expressão conta uma história única. É a narrativa de nossas experiências, desafios e vitórias ao longo da vida. Nossas rugas não devem ser vistas como defeitos, mas como testemunhas de nossa jornada pessoal. A sociedade impõe padrões que não podem nos intimidar. Existe beleza em todas as fases da vida, não apenas na juventude. O verdadeiro caminho da felicidade é aceitar quem somos. Quando alcançamos esse autoamor, é libertador.

7. ALTERAÇÕES DOS PELOS

Os pelos também sofrem alterações secundárias ao envelhecer. Ocorre uma diminuição na espessura e no número de fios do couro cabeludo. Os pelos corporais também são afetados. Há redução dos pelos em axilas, região pubiana e extremidades. Por outro lado, há o aparecimento de pelos em áreas indesejáveis como nariz, orelhas e sobrancelhas no homem e região do mento (queixo) nas mulheres.

Ocorre gradativamente um embranquecimento dos fios (canície). A idade de início e sua extensão são geneticamente determinadas. O aparecimento de cabelos brancos geralmente é mais tardio em pessoas negras.

As alterações dos pelos decorrentes da idade são denominadas de alopecia senil e podem ser confundidas com a alopecia androgenética (calvície genética). Em caso de dúvida, é importante que haja a avaliação de um dermatologista.

8. ALTERAÇÕES DAS UNHAS

No envelhecimento, ocorre uma redução na velocidade de crescimento das unhas. Elas se tornam mais planas, finas, flexíveis e frágeis. É comum o aparecimento de rugosidades, estrias (riscos longitudinais) e descamações na borda livre. Deformidades ósseas nos pés secundárias a patologias como a artrose podem levar a formação de unhas encravadas, causando dor e dificuldade para deambulação (andar).

CONCLUSÃO

Falar sobre beleza na terceira idade com certeza é um desafio. Velhice não é sinônimo de desleixo. Devemos cuidar da nossa pele, cabelos e unhas não somente pelo aspecto estético, mas também para evitar as doenças relacionadas ao envelhecimento. Devemos começar a cuidar da nossa pele desde a infância, prevenindo problemas futuros relacionados ao excesso de exposição solar, como o envelhecimento precoce. Não devemos nos privar de pegar sol. O grande problema é a exposição exagerada com queimaduras e danos progressivos à pele durante a vida.

A maturidade é o momento de reforçarmos os cuidados para manter uma boa aparência. Estar bem com a própria imagem é uma forma de preservar a autoestima e parte importante da interação social. Diariamente somos bombardeados por informações sobre tratamentos que prometem a juventude eterna. Paralelamente, cada vez mais presenciamos exemplos de procedimentos mal executados e que geram um resultado estético lamentável. Somos massacrados pela mídia com bons e maus exemplos do uso da tecnologia no autocuidado. Nesse cenário surgem as grandes perguntas: como cuidar da beleza na terceira idade? Somente pessoas com alto poder aquisitivo terão a possibilidade de envelhecer com uma boa aparência?

Basicamente os três grandes pilares do autocuidado na maturidade são: manter hábitos saudáveis de vida, cuidados globais com pele, cabelos e unhas e, quando possível, realizar pequenos procedimentos estéticos com o auxílio de um profissional competente.

1. Hábitos saudáveis

A base da saúde global do nosso corpo começa com hábitos saudáveis de vida. Medidas muitos simples, como ter uma alimentação adequada e equilibrada, praticar atividades físicas com regularidade, não fumar, ter um sono adequado, manter uma vida social, estimular a atividade intelectual e tentar reduzir o estresse da vida moderna são atitudes fundamentais para preservar a nossa pele. Essas pequenas atitudes não exigem grande investimento financeiro e estão ao alcance de todos nós.

2. Cuidados com pele, cabelos e unhas

O envelhecimento leva a mudanças inevitáveis na nossa pele. Porém, com o tratamento adequado podemos minimizar e até resolver alguns desses problemas. A idade não justifica termos uma pele maltratada. Basicamente podemos investir em produtos muito simples como um bom filtro solar para uso diário nas áreas sensíveis como face, colo e dorso de mãos. As demais áreas corporais também devem ser protegidas em caso de exposição prolongada ao sol, lembrando, porém, que é necessário pegar um pouquinho de sol no corpo sem filtro para a absorção da vitamina D. Pessoas de pele mais clara devem tomar um cuidado redobrado pelo risco de queimaduras com a exposição solar sem protetor. O ideal é sempre consultar seu médico sobre o tempo de exposição ao sol sem filtro que trará benefícios para a saúde sem risco de queimadura ou danos para a pele.

Outro mantra da terceira idade é *hidratar*. Por dentro e por fora. Ingerir líquidos adequadamente é fundamental. Porém, também devemos hidratar a pele por fora aplicando produtos que mantenham a lubrificação e também impeçam a perda de água. Usar um creme hidratante de qualidade é etapa importantíssima do autocuidado. Banhos excessivamente quentes devem ser evitados e preferencialmente devem ser utilizados sabões que não retirem muito a lubrificação da pele. O ressecamento contínuo da pele gera um aspecto áspero e envelhecido e pode levar a um prurido crônico (coceira) e até a doenças dermatológicas, como os eczemas.

A indústria de dermocosméticos nos bombardeia diariamente com centenas de produtos novos anti-idade. Como escolher um produto adequado para nossa pele? O melhor dos mundos seria sempre ter a orientação de um dermatologista. Porém, isso nem sempre estará ao alcance de todos. Cremes antirrugas à base de ácido hialurônico ou vitamina C em baixa concentração geralmente apresentam uma boa tolerância e estão disponíveis na indústria para compra espontânea. Sempre é importante lembrar que qualquer produto de uso tópico pode causar irritação ou até mesmo reações alérgicas. Caso isso aconteça, é importante interromper a utilização e buscar atendimento dermatológico. O uso de produtos mais agressivos contendo alfa-hidroxiácidos (ex.: ácido glicólico) ou ácido retinóico pode ser extremamente benéfico para a qualidade da pele, porém só devem ser utilizados com prescrição, supervisão e orientação de um dermatologista.

Com o passar dos anos, os cabelos do couro cabeludo tendem a ser mais finos e em menor quantidade. Surgem os cabelos brancos, que gradativamente vão "tomando conta" da nossa cabeça. A maioria das mulheres ainda prefere manter a cor dos cabelos por meio da utilização de tinturas e tonalizantes. Com o envelhecimento, a pele do couro cabeludo gradativamente vai ficando mais sensível e ressecada. Logo, é mais frequente o aparecimento de irritações secundárias ao uso de tintas. Caso haja descamação, coceira ou ardência com o uso de produtos para coloração, é necessário procurar a orientação do dermatologista.

Nos últimos anos temos observado um número cada vez maior de mulheres que desejam assumir os cabelos brancos. No período da pandemia de coronavírus muitas aproveitaram para passar pelo processo de transição de cabelos tingidos para cabelos brancos. Sempre devemos reforçar que cabelo branco não pode ser sinônimo de desleixo. Eles devem ser bem cuidados e hidratados com produtos adequados. O uso de xampu para retirar o aspecto amarelado dos fios (shampoos roxos) é fundamental para a estética capilar. Um bom corte de cabelos que valorize o rosto é fundamental para homens e mulheres.

Com o envelhecimento, as unhas também se modificam. Tendem a crescer mais lentamente, ficam mais finas, "desfolham" e quebram com mais facilidade. Esse problema é mais evidente nas mulheres pelo fato de habitualmente deixarem as unhas longas e culturalmente ficarem mais expostas a produtos de limpeza como detergentes de louça. Usar uma boa base fortalecedora é bastante interessante. Em algumas situações, pode ser necessária alguma suplementação com biotina (apenas com indicação e orientação médica). É importante lembrar que algumas condições clínicas, como as doenças da tireoide, podem causar alterações nas unhas e, portanto, deve-se sempre relatar ao clínico quando houver alguma fragilidade acentuada. Caso surjam manchas brancas nas unhas, é importante avaliar se existe alguma micose e instituir o tratamento precoce.

Os efeitos acumulados da radiação ultravioleta não geram apenas consequências estéticas. Os cânceres de pele são extremamente frequentes, principalmente nas áreas expostas diariamente ao sol. Pessoas de pele clara e/ou que foram expostas cronicamente à radiação (trabalhadores rurais, pessoas que praticaram ou praticam regularmente atividades físicas ao ar livre...) apresentam risco mais elevado de manifestar algum câncer de pele em alguma fase da terceira idade. Em caso de aparecimento de manchas ou ferimentos na pele que não cicatrizam, é fundamental procurar uma avaliação dermatológica. Idealmente, seria importante um exame dermatológico global anualmente para orientação de prevenção ao câncer de pele, diagnóstico precoce e tratamento dos tumores cutâneos e outras doenças da pele.

3. Procedimentos estéticos

A tecnologia tem assumido cada vez mais um papel importante na qualidade de vida de todos nós. Com os avanços da medicina estética, sugiram inúmeros procedimentos minimamente invasivos para manter ou recuperar a beleza da pele. Toxina botulínica, preenchimentos com ácido hialurônico, *peelings*, bioestimuladores de colágeno, *skinbooster* (hidratação com ácido hialurônico), fios de sustentação, ultrassom microfocado, *laser* para manchas e *lasers* ablativos para rejuvenescimento facial e corporal são apenas alguns dos inúmeros tratamentos disponíveis para abordagem do envelhecimento da pele. Devemos lembrar que são procedimentos que devem ser realizados por profissionais capacitados. Eles poderão indicar o que é melhor individualmente para cada paciente. Todo procedimento invasivo envolve riscos e deve ser realizado pelo médico dermatologista ou cirurgião plástico, que são os profissionais capacitados não apenas para a realização do protocolo de tratamento, mas também estão preparados para detectar e tratar as possíveis complicações envolvendo qualquer procedimento estético mais invasivo.

Nunca escolha procedimentos indicados por *influencers*, mídias sociais, amigos ou parentes. Lembre-se que procedimentos mal indicados podem gerar um péssimo resultado estético e possíveis sequelas permanentes. Infelizmente, a tecnologia de ponta apresenta um custo elevado. Desconfie de valores muito fora da média de mercado. Nunca faça nenhum procedimento em ambiente inadequado. Isso pode custar a sua saúde e até mesmo a sua vida.

Apesar dos grandes avanços tecnológicos, os procedimentos dermatológicos não resolvem todas as questões relacionadas ao envelhecer. Casos mais avançados de flacidez e rugas profundas podem requerer um tratamento cirúrgico. Essas situações necessitam do auxílio de um cirurgião plástico de confiança.

É muito importante frisar que, infelizmente, algumas pessoas não terão acesso a tratamentos caros com tecnologias. Mas tratamentos simples, domiciliares e de baixo custo estão ao alcance de todos. Outro aspecto muito importante é que vemos um movimento crescente de pessoas que procuram tratar a pele de forma natural, sem usar recursos mais invasivos, buscando apenas manter uma pele saudável, com viço e bem tratada.

A geração atual está tendo o privilégio de participar da revolução da longevidade. Nunca na história da humanidade nós vivemos tanto. Somos a primeira geração a literalmente sentir o envelhecimento na própria pele em uma cultura que ainda considera a idade como uma patologia, um declínio. É chegada a hora de chutar a porta e abrir novos caminhos. As dificuldades e os preconceitos estão aí para serem ultrapassados. Lidar com o envelhecimento não é tarefa fácil, mas a perda da juventude virá para todos, é inevitável (exceto para os que perderam a vida precocemente). Como muito bem definiu o psiquiatra Viktor Frankl, "tudo na vida pode ser retirado de você, exceto sua liberdade de escolher de que forma vai reagir à situação". É isso que determina a qualidade de vida que teremos: a maneira como lidamos com a nossa realidade e que atitude tomamos diante dela.

LEITURAS RECOMENDADAS

BELDA JUNIOR, W. *Tratado de dermatologia*. 3. ed. Rio de Janeiro: Atheneu, 2018.

DEL PRIORE, M. *Corpo a corpo com a mulher*. Pequena história das transformações do corpo feminino no Brasil. 2. ed. São Paulo: Senac, 2009.

DO ROSÁRIO, N. M. *Mundo contemporâneo*: corpo em metamorfose. Emoriô, 2006. Disponível em: http://www.jorgematheus.jex.com.br/intersexo/mundo+contempo-râneo+corpo+em+metamorfose. Acesso em: 10 dez. 2024.

ECO, U. *História da beleza*. 7. ed. Rio de Janeiro: Record, 2022.

FRANKL, V. E. *Em busca do sentido*: um psicólogo no campo de concentração. Vozes, 2019. 184 p.

GOLDENBERG, M. *A invenção de uma bela velhice*. 2. ed. Rio de Janeiro: Record, 2021.

SOUZA, J. C. *et al*. A dimensão do belo no tempo. *Revista Psicologia e Saúde*, v. 10, n. 3, p. 1-8, 2018.

VILLAREJO KEDE, M. P.; SABATOVICH, Oleg. *Dermatologia estética*. 4. ed. Rio de Janeiro: Atheneu, 2022.

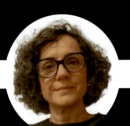

CAPÍTULO 8

Fabíola Ramos Silva

CONSTRUINDO O FUTURO: ARQUITETURA INCLUSIVA PARA O ENVELHECIMENTO ATIVO

A coisa mais moderna que existe nessa vida é envelhecer.

(Arnaldo Antunes)

1. OLHANDO PARA O FUTURO COM MAIS PESSOAS IDOSAS

A idade cronológica não é um marcador preciso para a percepção das mudanças que surgem com o envelhecimento. Vários são os fatores que vão influenciar o modo de envelhecer do indivíduo ou de um determinado grupo populacional. Individualmente, exercem grande influência a genética, o quadro de saúde, as experiências laborais, as escolhas de toda a vida e a condição socioeconômica familiar, mas o passar dos anos trará, mais cedo para uns ou mais a frente para outros, mudanças na forma como cotidianamente experienciamos a vida. Gênero, classe social, saúde, educação, fatores de personalidade, história passada e contexto socioeconômico são elementos importantes que se mesclam com a idade cronológica para determinar as diferenças entre idosos, de 60 a 100 anos. Alterações físicas, cognitivas, emocionais e psíquicas afetam a maneira como nos relacionamos com o ambiente em que vivemos e os espaços em que circulamos; assim, a qualidade de vida pode também ser mensurada de acordo com o grau de autonomia e independência que uma pessoa guarda no desempenho das suas atividades diárias.

A arquitetura, o design e o urbanismo têm uma grande contribuição a dar na composição de uma atenção holística à população idosa, como preconizado por Matheus Papaléo Netto (2016). Espaços privados e coletivos, acessíveis, inclusivos, estimuladores da funcionalidade cerebral, promotores de segurança e de independência pessoal são ambientes mais saudáveis, amigáveis e acolhedores para o envelhecimento humano.

Quando se pensa em construção ou intervenção em edifícios ou espaços direcionados à pessoa idosa, tendemos a nos limitar pelos aspectos da acessibilidade física, que nos remetem mais comumente ao uso de rampas e/ou elevadores, pisos antiderrapantes e barras de apoio, por exemplo. Trata-se de questões muito importantes, abordadas tecnicamente pela Associação Brasileira de Normas Técnicas (ABNT, 2020), por meio da NBR 9050. Essa norma, que tem por base os três pilares da acessibilidade — autonomia, conforto e segurança —, visa proporcionar a utilização de maneira autônoma, independente e segura do ambiente, edificações, mobiliário, equipamentos urbanos e elementos à maior quantidade possível de pessoas, independentemente de idade, estatura ou limitação de mobilidade ou percepção.

Porém, estudos e pesquisas — alguns recentes e outros nem tanto — acerca da busca de mais qualidade de vida para a população que envelhece têm continuamente se ampliado e diversificado, gerando conceitos, programas e iniciativas inovadoras, capazes de responder aos anseios e às necessidades da pessoa idosa.

A seguir, vamos discorrer sobre alguns desses conceitos e estudos que apontam para uma preocupação crescente dos meios institucionais e acadêmicos, de várias áreas do conhecimento científico, em proporcionar uma existência de mais qualidade a essa parcela da população que mais cresce no mundo. Hoje em dia, felizmente, todas as áreas do saber sobre a velhice se encontram em grande evolução.

Já na segunda metade do século XX, o americano, arquiteto e designer de produto Ronald Mace criou a terminologia *Universal Design*/Desenho Universal, que representa a característica necessária, de um produto ou espaço, de garantir aos seus usuários condições igualitárias no seu uso, contemplando as diversidades e os impedimentos físicos permanentes ou temporários das pessoas. As contribuições de Ron Mace, que usava cadeira de rodas e um respirador artificial, influenciaram grandemente estudos e propostas acerca de acessibilidade

CAPÍTULO 8 – CONSTRUINDO O FUTURO:
ARQUITETURA INCLUSIVA PARA O ENVELHECIMENTO ATIVO

plena e inclusão, estimulando uma mudança contemporânea de paradigma no desenvolvimento de projetos urbanos e de arquitetura e de design de produtos. O desenho universal se baseia em sete princípios desenvolvidos por Ron Mace, juntamente a outros arquitetos e profissionais apoiadores do conceito, adotados internacionalmente na concepção de espaços, objetos e equipamentos, que são:

1. Igualitário – uso equitativo por qualquer pessoa, seja ela alta ou baixa, gorda ou magra, nova ou velha, independentemente da sua forma de locomoção ou estado, permanente ou provisório.

2. Adaptável – uso flexível que atende pessoas com habilidades e preferências diversas.

3. Óbvio – utilização simples e intuitiva, de fácil compreensão independentemente de experiência e conhecimento prévios.

4. Conhecido – informação de fácil compreensão, independentemente de limitações visuais, auditivas, de linguagem ou idioma.

5. Seguro – previsto para minimizar os riscos e as possíveis consequências de ações acidentais ou não intencionais.

6. Sem esforço – para ser usado eficientemente, com conforto e com o mínimo de fadiga.

7. Abrangente – dimensão e espaço adequado para a aproximação e o uso.

O desenho universal defende um mundo de inclusão plena, acessos universais, sem separações, abarcando todos — idosos, crianças, obesos, grávidas, mães com bebês, pessoas com mobilidade reduzida, pessoas com deficiência e todas as ordens da diversidade humana. As aplicações do desenho universal na nossa vida diária podem ser percebidas nas maçanetas e torneiras do tipo alavanca, nas rampas para transposição de desníveis, nas portas automáticas que se abrem com sensor de presença, nos espaços reservados para cadeiras de rodas e nas poltronas para obesos em espaços de eventos e meios de transportes coletivos, entre uma infinidade de outros exemplos.

Também de origem americana, o termo *ageing in place* foi dado à concepção de um modo de viver na última fase do ciclo da vida. Ele trata a possibilidade de uma pessoa envelhecer em sua casa e na cidade ou área rural em que passou toda a vida ou grande parte dela, como opção à institucionalização. De acordo com a Organização Mundial da Saúde (OMS), o conceito de *ageing in place* traduz o objetivo preferencial de se poder viver e envelhecer em casa e na comunidade, com segurança e de forma independente, o que implica a necessidade de adaptação do ambiente físico e social à vida cotidiana à medida que se envelhece.

Vale registrar aqui que a independência do idoso está ligada diretamente a sua capacidade física e funcional, ou seja, a sua aptidão para realizar atividades rotineiras do seu dia sozinho ou, ainda que com ajuda, sem depender inteiramente de outra pessoa. Já a autonomia diz respeito à sua capacidade de gerenciar-se, tomar decisões e planejar seus objetivos. Evans (1984) chama de autonomia o estado de ser capaz de estabelecer e seguir suas próprias regras, e diz que, para um idoso, a autonomia é mais útil que a independência como um objetivo global, pois pode ser restaurada por completo, mesmo quando o indivíduo continua dependente. Assim, uma senhora com fratura do colo do fêmur, que ficou restrita a uma cadeira de rodas, poderá exercer sua autonomia, apesar de não ser totalmente independente.

Os pontos significativos do conceito de *ageing in place* estão na busca de resgate e reafirmação de um modo natural e tradicional de se envelhecer e no reconhecimento e no respeito aos vínculos estabelecidos com pessoas e com lugares, ricos de significado na história daquele que envelhece. A aplicação de *ageing in place* é desafiadora, tanto em nível privado quanto público, porque a faixa etária de idosos é longa e variada, em termos da idade — ter 60, 65 anos, via de regra, não produz demandas de cuidados e amparos como para quem tem 85, 90 anos. O passar dos anos requer, em nome da segurança e do conforto, adaptações físicas ao ambiente doméstico e incorporação de serviços de apoio de várias naturezas.

A depender das condições socioeconômicas e familiares, que são naturalmente diversas, os arranjos para viabilização do conceito, por meio de ações estatais, também deverão variar em grande escala, nos níveis local, regional e nacional.

Contribuições e investigações da Neurociência acerca de como as vivências nos ambientes, internos e externos, podem ser aliadas na produção e na manutenção da reserva cognitiva, em qualquer fase da vida humana, têm levado, nos últimos anos, os círculos de Arquitetura, Urbanismo e Design de Interiores a discutir a concepção de espaços positivamente comprometidos com o bem-estar dos seus usuários. Uma feliz combinação da Neurociência com a Arquitetura e o Design deu origem a esta nova disciplina, denominada Neuroarquitetura, que busca somar as possibilidades e experiências dos campos da Arquitetura e da Neurociência para criar lugares de viver, atuar e interagir que impactam positivamente nosso bem-estar e comportamento.

Quando direcionada ao segmento idoso, a Neuroarquitetura se propõe a pensar e planejar estratégias para prevenir ou mitigar o declínio cognitivo, por meio de estímulos do corpo, da mente e do campo emocional. São contribuições e possibilidades importantes para que as pessoas envelheçam se mantendo autônomas e independentes, desfrutando de boa saúde física para permanecerem socialmente ativas e com mais qualidade de vida por mais tempo.

Entre as diversas concepções e intervenções que veem sendo desenvolvidas, testadas e aprimoradas para ampliar a qualidade de vida dos idosos, realçam, ainda que recentes, os estudos sobre a estimulação cognitiva intergeracional. A intergeracionalidade é um termo dado às interações estabelecidas entre pessoas de diferentes faixas etárias. Entre os desafios que o envelhecimento nos impõe, a solidão e o isolamento social se avultam, e nós humanos, seres sociais, temos necessidade de nos relacionar com outras pessoas — amigos, família, membros da comunidade. A intergeracionalidade, para além dos benefícios gerados diretamente nas pessoas idosas — ganhos cognitivos, de estado de ânimo, de bem-estar geral —, promove, por meio da troca entre os jovens e os mais velhos, estreitamento de laços afetivos e valores, contribuindo assim para a composição de relações sociais de respeito e tolerância com o envelhecer, fato inevitável da vida humana.

No Brasil, à semelhança de outros países, pesquisas e ações no campo da intergeracionalidade têm sido empreendidas em diferentes áreas das ciências sociais, mas, sobretudo, por gerontólogos e demais profissionais que trabalham com pessoas idosas. A necessidade de integração social dos velhos, incluindo-se aí a integração etária, como vimos expressa no próprio Estatuto do Idoso[1], constitui forte motivação para ações de aproximação intergeracional. Arquitetos e urbanistas devem estar atentos às possibilidades de ganhos sociais e geracionais que a concepção de espaços, internos e externos, que promovam e estimulem a intergeracionalidade traz para a sociedade atual e futura. Edifícios planejados a partir de programas conjugados, por exemplo, quando destinados na mesma concepção para idosos e crianças; idosos e jovens têm apresentado resultados

---

[1] No Brasil, o originalmente Estatuto do Idoso, atual Estatuto da Pessoa Idosa (Lei nº 10.741, de 1.º de outubro de 2003), é uma lei destinada a regular os direitos assegurados às pessoas com idade igual ou superior a 60 anos.

muito interessantes, como se constata em iniciativas internacionais. A <u>intergeracionalidade</u> pode também ser aplicada no programa de residências unifamiliares e multifamiliares. A casa ou edifício planejado segundo tal conceito, utilizando os preceitos do <u>desenho universal</u>, terá um projeto arquitetônico atento às necessidades de diferentes faixas de idade. A edificação atenderá às demandas de possíveis fases de uma existência — gravidez, período neonatal, infância, adolescência e juventude, vida adulta e velhice de seus usuários —, evitando grandes reformas e adaptações ao longo da vida.

> Oxalá possamos ter a coragem de ficar sós e a valentia de arriscar-nos estar juntos.

(Eduardo Galeano, 1940-2015)[2]

Muitas pessoas, ao pensar no envelhecimento — quando já se aposentaram ou já puderam tirar o pé do acelerador no trabalho; quando os filhos, se os tiveram, já cresceram e vivem suas vidas —, pensaram que uma boa maneira de vivenciar essa nova etapa da vida poderia ser junto a amigos e pessoas com quem guardem afinidades, partilhando um espaço comum, um sítio ou uma área grande. Na Dinamarca, nos anos 60, surgiu o *cohousing*, uma ideia de morar de maneira compartilhada, não necessariamente só na velhice, visando um estilo de vida coletivo, colaborativo e sustentável. Os conjuntos residenciais em *cohousing* já foram atualmente expandidos por diversos países, sendo percebidos como um modo para bem morar quando idosos. Nesses locais, cada morador/família tem sua casa individual e as tarefas como cozinhar, lavar roupas ou até atividades de lazer são realizadas em espaços compartilhados do terreno. No Brasil, ainda dando seus primeiros passos, o *cohousing* foi alavancado pela arquiteta e urbanista especialista em projetos de condomínios para idosos Lilian Avivia Lubochinski, fundadora da consultoria Cohousing Brasil. "Em primeiro lugar, os idosos podem cuidar de si mesmos. Em segundo, eles conseguem ajudar a cuidar dos outros. E, em terceiro lugar, pode ser um espaço mais fácil para os familiares mais novos irem visitar", reflete a arquiteta sobre o *cohousing*.

Alguns exemplos interessantes de projetos de *cohousing* por aqui são o Conexão Gaia, na cidade de Belo Horizonte/MG, e o Cohousing-sênior Vila ConViver, na cidade de Campinas/SP, idealizado especialmente para os professores da Unicamp.

---

[2] Escritor e jornalista uruguaio.

Em outros países, os projetos de *cohousing* para pessoas idosas — *cohousing*-sênior — já estão muito mais expandidos e experimentados, para além das moradias e áreas de desfrute comum. Esses complexos evoluíram e podem ofertar diversos outros espaços e serviços como bibliotecas, bancos e serviços de atendimento à saúde de modo geral, bem como comércios locais: mercados, padarias, farmácias, cabelereiros e similares. Tal modalidade de moradia, adaptada aos diversos públicos e às diferentes demandas, tem se apresentado como uma fatia expressiva no mercado imobiliário atual. O objetivo principal é resguardar a autonomia, a dignidade e a independência da pessoa que envelhece, com segurança e cuidado. Aposta-se nas relações colaborativas de vizinhança para driblar a solidão e promover um envelhecimento ativo, constituindo efetivamente um modo de *ageing in place*. Quando não direcionados exclusivamente para o público mais velho, esses conjuntos habitacionais propiciam interessantes experiências de <u>intergeracionalidade</u>.

Segundo informações extraídas da matéria "Cohousing – o viver no século XXI" (da brasileira Silvia Triboni – Blog *Across Seven Seas*), na Dinamarca, país de origem do *cohousing*, que tem muitos residenciais direcionados para adultos mais velhos, constituídos nessa modalidade há muitos anos, já foi possível mensurar e registrar estatisticamente os benefícios e impactos na vida dos moradores desses complexos habitacionais, como os mencionados a seguir:

- Menor necessidade de consultas e atendimentos médicos.
- Menor necessidade de uso de medicamentos.
- Maior expectativa de vida — oito anos a mais que a média da população.
- Baixíssimos índices de demências senis e de Alzheimer.

2. UMA CASA PARA ENVELHECERMOS

A percepção é a faculdade que nos permite entrever, captar, processar e registrar conhecimentos recebidos por meio dos nossos sentidos. Por meio dela, compreendemos e interpretamos a realidade e o mundo ao nosso redor. De acordo com os estímulos que recebe, o ser humano pode associar três níveis de percepção — exterocepção, interocepção e propriocepção.

No nível da exterocepção, nosso corpo percebe o ambiente externo por meio dos órgãos dos sentidos, registrando sensações táteis, auditivas, gustativas, olfativas ou visuais. No nível da interocepção, nosso corpo capta e registra as sensações internas a ele, como a fome, a sede, a respiração, a temperatura corporal, dor ou prazer, entre outras; e no nível da propriocepção, o corpo registra a sua posição, orientação e movimento no espaço, mediado por receptores sensoriais localizados nos músculos, tendões e articulações e ligamentos.

Com o envelhecimento, esses três níveis de percepção podem sofrer alterações devido a diversos fatores, acarretando riscos na execução de movimentos e deslocamentos; contribuindo para perda de qualidade das relações sociais, bem como para a deterioração da saúde de modo geral. Pesquisas de caráter biofisiológico estabeleceram que, com o avançar dos anos, vão ocorrendo alterações estruturais e funcionais que, embora variem de um indivíduo a outro, são encontradas em todos os idosos e são próprias do processo de envelhecimento.

Considerando as modificações possíveis na propriocepção e na exterocepção dos indivíduos ao envelhecer, seguiremos trazendo uma contribuição mais objetiva para a segurança domiciliar, discorrendo sobre intervenções possíveis, desejáveis ou necessárias nos ambientes domésticos, nos lares das pessoas, à medida que envelhecem. Em seguida, abordaremos, também, medidas no dia a dia para enfrentar as perdas decorrentes das modificações na interocepção.

Trataremos, assim, de providências que contribuem para uma circulação mais fluida e para a locomoção segura e com conforto, que minimizem a fadiga dispendida em movimentos dentro de casa para realizar tarefas diárias, por exemplo. A adoção de qualquer medida aqui apontada ou sugerida deve sempre ser precedida de consulta e envolvimento do usuário, daquela pessoa identificada como beneficiária da intervenção a ser proposta, respeitando costumes, hábitos e tradições. Mencionamos muito a busca de qualidade de vida, de bem-estar para a pessoa que está envelhecendo, mas o que de fato traz satisfação, qualidade e bem-estar à vida de cada um de nós? Somos diversos em todas as fases da existência e não é diferente quando expomos nossas aspirações, preferências e desejos para o futuro quando já idosos. Ainda que estejamos tratando aqui de intervenções espaciais, de caráter físico, elas são uma ótima oportunidade de exercício para uma postura empática com a pessoa idosa. Cabe bem aqui a frase "Nada sobre mim sem mim", princípio orientador, na área de assistência à saúde, do conceito "Cuidado Centrado no Paciente" e lema adotado também na Política da Pessoa com Deficiência.

3. LOCOMOVENDO-SE EM CASA

O envelhecimento traz alterações nas funções orgânicas de um modo geral. Uma das mais importantes para a pessoa idosa é o controle da marcha e do equilíbrio. A instabilidade postural representa um dos gigantes da geriatria devido às suas complicações. A melhoria da segurança ambiental é apontada como um fator importante na prevenção de quedas, segundo o Instituto Nacional de Traumatologia e Ortopedia (INTO, 2015), com base em estatísticas norte-americanas que indicam que 60% das quedas de idosos acontecem dentro de casa. Atividades e comportamentos de risco e ambientes inseguros aumentam a probabilidade de cair, pois levam as pessoas a escorregar, tropeçar, errar o passo, pisar em falso ou trombar, criando, portanto, desafios ao equilíbrio. A casa segura está destacada na Figura 1.

Figura 1 – Reforçar o conceito de "Casa Segura"

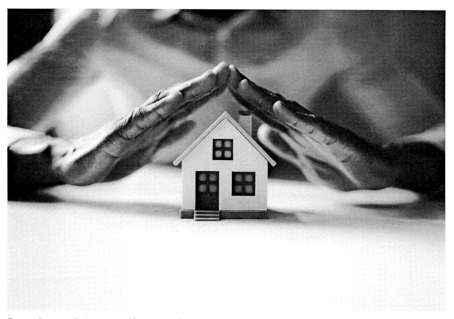

Fonte: banco de imagens *Shutterstock*

Soluções arquitetônicas e adaptações nas edificações residenciais podem mitigar as dificuldades de locomoção e diminuir de maneira relevante os riscos de quedas. São soluções que, por meio do bom design — estética e funcionalidade juntos —, promovem conforto, segurança e bem-estar.

A simplificação e otimização da circulação interna nos ambientes podem ser alcançadas com o uso essencial de móveis, que devem ser estáveis, para situações em que podem ser usados como apoio, evitando, igualmente, objetos dispersos e a instalação de prateleiras, suportes e cabideiros em baixa e média altura, que podem ser obstáculos nos percursos mais frequentes.

Os corredores e as passagens devem ter uma largura mínima de 80 cm, sendo o ideal a largura de 1,20 m para possibilitar a circulação confortável de uma pessoa em cadeira de rodas. Dentro de cada ambiente, para garantir o giro de uma cadeira de rodas, as medidas ideais são 1,20 m x 1,50 m. De igual modo, as portas devem observar uma largura mínima de 80 cm (levando em consideração a projeção de 80 cm x 1,20 m no piso, ocupada por uma pessoa utilizando cadeira de rodas, motorizada ou não; e o fato de que um pedestre e uma pessoa em cadeira de rodas, posicionados lado a lado, ocupam um espaço de 1,20 m.

Em casas ou apartamentos com mais de um piso, as escadas são elementos que devem receber a máxima atenção. A proporção entre a largura e a altura dos degraus, para maior segurança e conforto ao subir e descer a escada, deve observar uma fórmula (denominada de Blondel, sobrenome de seu criador), em que a soma da largura/piso (P) do degrau com duas vezes a altura/espelho (E) dele deve se aproximar de 64 cm (sessenta e quatro centímetros) - $2E + P = +/- 64$ cm. Devem-se também seguir normas de segurança e acessibilidade da ABNT, em que os espelhos/altura dos degraus das escadas variam de 17,5 cm a 18 cm e o piso/largura varia de 28 cm a 32 cm.

Os corrimãos, itens muito importantes de uma escada, devem ser preferencialmente instalados nos dois lados da escada e em dois níveis, para atenderem pessoas de diferentes alturas e crianças. Com diâmetro compatível com a possibilidade de segurá-los com firmeza (entre 30 e 45 mm), os corrimãos devem ficar afastados em torno de 5 cm da parede, para o empunhar e correr das mãos, e serem fixados de forma a suportar cargas, devendo ainda ser estendidos para além dos degraus, nas duas extremidades, para um uso mais seguro. A Figura 2 realça a importância do uso do corrimão.

Figura 2 – a importância do uso do corrimão

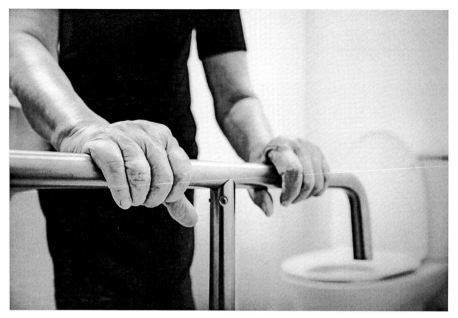

Fonte: banco de imagens *Shutterstock*

As escadas, apesar de apresentarem um grau de risco considerável para quedas, constituem um exercício que se faz dentro de casa, considerando que o movimento é fundamental. Idosos que usam escada regularmente têm menor risco de cair que idosos que a usam esporadicamente (Into, 2015). As condições de riscos nos ambientes devem ser enfrentadas, de modo a garantir movimentos seguros, sem restringir a possibilidade de uma vida ativa.

Em situações de mobilidade reduzida e/ou de busca de maior conforto para vencer desníveis nas residências, os elevadores são equipamentos que apresentam algumas possibilidades, a depender do local disponível para sua instalação, sendo apresentados no sistema de funcionamento convencional (tração) ou hidráulico. Em condições de menor espaço, existem elevadores mais compactos, que podem também apresentar custos mais baixos. As plataformas elevatórias são opções seguras de acessibilidade — com piso antiderrapante, sistemas de segurança e, em sua maioria, auto-operadas. Elas atendem bem no caso do transporte de pessoas, com ou sem cadeiras de rodas, e podem ser cabinadas (fechadas) ou com guarda-corpo. O elevador para acessibilidade é um equipamento mais robusto e consegue transportar maior peso, podendo vencer até três pavimentos. Em todos os equipamentos, devem ser observadas medidas mínimas, previstas nas normas técnicas, para a possibilidade de uso por uma pessoa em cadeira de rodas. Os elevadores de escadas, adaptáveis também em escadas existentes, a depender da extensão delas, são também possibilidades para vencer desníveis em situações de mobilidade reduzida.

Em qualquer das opções, é importante estar atento ao acesso facilitado a serviços técnicos de manutenção, questão diretamente ligada à conservação e ao uso seguro do equipamento. No mais, a escolha do modelo de equipamento vai ficar condicionada às demandas dos usuários, às condições de instalação na edificação e à disponibilidade financeira de investimento para a intervenção.

Na impossibilidade de eliminação de menores desníveis existentes na residência, a instalação de rampas com tratamentos antiderrapantes é recomendada, associada ao suporte de corrimãos, aqui também instalados, como nas escadas, observando-se dimensão, altura e afastamento da parede.

Os tapetes, quando mantidos, também devem receber recursos antiderrapantes e serem fixados nos cantos com fitas ou adesivos, aumentando a segurança para a pessoa idosa com andar arrastado. Nessa situação motora fragilizada, as fiações improvisadas e soltas também apresentam riscos para a pessoa se emaranhar, tropeçar e cair.

4. NA COZINHA E NOS BANHEIROS

De maneira geral, medidas para prevenção de acidentes e quedas devem ser adotadas em toda a casa, mas a cozinha e o banheiro são ambientes que devem receber muita atenção. De modo ainda mais especial, o banheiro deve ser adaptado para novas condições físicas e sensoriais que podem ser presentes nas pessoas mais velhas.

A cozinha (Figura 3) deve ter piso antiderrapante e, sempre que possível, contínuo, sem desníveis, com fluxos simplificados. A disposição dos equipamentos e bancadas — geladeira, bancada de apoio, fogão, fornos e outros aparelhos, mesa ou bancada de alimentação — deve seguir um arranjo que otimize o processo contínuo de acessar, manipular, organizar, cozinhar e servir durante o preparo das refeições. Essa observação, básica para arquitetos ao projetar esse ambiente, facilita e favorece uma condição segura para as tarefas diárias. Os armários que guardam utensílios de uso diário devem ser plenamente alcançáveis de forma segura, devendo-se facilitar o posicionamento dos aparelhos — como fornos e lavadoras — e prestar atenção à altura das instalações. As geladeiras invertidas — *Inverse*, com o freezer na parte de baixo — são mais ergonômicas, ao deixar a parte principal do refrigerador, que costumamos acessar com mais frequência, no nível dos olhos.

Figura 3 – Adaptações na cozinha de uma residência com moradores idosos

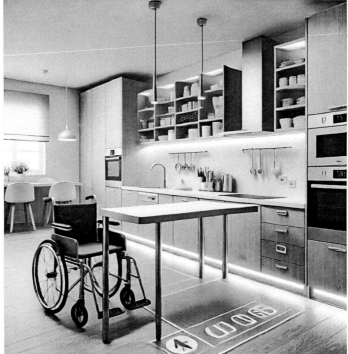

Fonte: gerada pelo site OpenAI, 2025

As tomadas na cozinha devem ser bem acessíveis e em bom número. As torneiras e maçanetas também podem, em algumas circunstâncias, tornar-se desafiadoras ao uso. Utensílios universais (com desenho universal) — maçanetas de alavanca, torneiras de alavanca ou com sensores — são substituições interessantes para cozinha e banheiros. Arestas salientes e pontiagudas em móveis e bancadas devem também ser eliminadas, arredondadas, para evitar feridas na pele cada vez mais sensível da pessoa idosa. A adaptação de cantoneiras de silicone pode também, nesse caso, ser uma medida eficaz.

Os banheiros (Figura 4), como destacamos, por ser uma área "mais molhada", recebem comumente estratégias de minimização de riscos de acidentes; por isso, somos mais familiarizados com elas — barras de apoio, tapetes antiderrapantes. Existem, todavia, inúmeros outros recursos que agregam segurança nesse espaço. O INTO estima que haja uma queda para um em cada três indivíduos com mais de 65 anos e que um a cada vinte daqueles que sofreram queda apresentará uma fratura ou necessite de internação. Entre os mais idosos, com 80 anos ou mais, 40% caem a cada ano.

Figura 4 – Imagem de um banheiro com adaptações adequadas a um paciente idoso

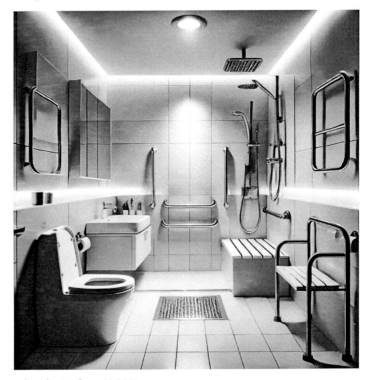

Fonte: gerada pelo site OpenAI, 2025

Os ambientes, quando bem pensados, bem projetados, conferem melhor nível de conforto e confiança, com equilíbrio entre a forma e a funcionalidade, contribuindo sobremodo para prevenir acidentes e, no caso de uma queda, melhorar a condição e o tempo de resposta ao evento. Repensar a abertura da porta desse espaço da casa, apresentada normalmente para dentro do cômodo, também pode ser uma medida significativa de segurança. As portas com a abertura para fora do cômodo ou as de correr facilitam e agilizam substancialmente o socorro, no caso de quedas.

Os revestimentos do banheiro, de piso e parede, não devem se apresentar escorregadios nem quando molhados. Não apresentando tal condição e na hipótese de o revestimento não ser trocado, a entrada e a parte interna do box do chuveiro podem receber um elemento de sobreposição antiderrapante e contínuo em toda a sua área, de preferência que fique bem aderido ao chão, pois, para os mais velhos, áreas de chuveiro e banheira são as mais sensíveis para quedas. O desnível para a área do box deve ser pequeno, não excedendo 10 cm. Dentro desse espaço, alguns itens são essenciais em banheiros utilizados por pessoa idosa, como: barras de apoio (é interessante que sejam instaladas em cada uma das paredes); banco resistente e estável ou banco fixo, que são modelos dobráveis, não ocupando espaço interno quando fora de uso; chuveiro com ducha manual; recipiente para sabonete líquido fixo na parede; nicho dentro da parede para apoio de produtos. Esses elementos devem ser instalados em altura acessível, possibilitando um banho sem assistência, no caso de um idoso mais fragilizado, resguardando, assim, a independência, a privacidade e a dignidade nesse momento de delicioso desfrute.

O vaso sanitário, quando instalado com altura superior à medida-padrão, proporciona maior facilidade de uso e menor esforço para se sentar, o que pode ser ainda mais otimizado com o uso de barras de apoio. As barras, de acordo com a necessidade do ambiente, estão disponíveis em vários modelos — retas, angulares, em dois níveis. Quando produzidas em aço inoxidável, que apresenta maior resistência, podem ter superfície antiderrapante para maior aderência das mãos. Sua instalação deve ser criteriosa, para a certeza da sua segurança, pois receberão cargas significativas. Todos os elementos citados conferem comodidade e segurança ao uso. Nos banheiros muito pequenos, porém, será preciso avaliar a relação bônus e ônus, para que, juntos, esses elementos não obstruam o ambiente e sejam causa de acidentes.

5. NA HORA DE DORMIR

Nos quartos, lugar de descanso e refazimento, devemos, naturalmente, dar atenção às questões, já comentadas aqui, que favorecem a circulação e a locomoção seguras — aos objetos e móveis que podem ser obstáculos; tapetes;

e elementos que podem oferecer algum nível de risco ao idoso ao se levantar durante a noite. Atendidos os requisitos de segurança, importantes para evitar acidentes, não menos relevantes são as medidas que favoreçam boas noites de sono. Problemas relacionados com alterações no ciclo do sono são queixas comuns de pessoas idosas atendidas em serviços de saúde. Chegam a alcançar 50% dos sintomas relatados em consultório médico e trazem repercussões graves na qualidade de vida desses idosos, de seus familiares e cuidadores, sendo, por isso, considerados um grande problema de saúde pública.

Seguem as palavras do pesquisador Matthew Walker[3]: "Dormir é a coisa mais eficiente que você pode fazer, a cada dia, para reiniciar seu corpo e sua mente. Não tem nenhuma operação realizada pela sua mente que não seja incrivelmente melhorada quando você dorme ou muito prejudicada quando você não dorme o suficiente". Por conseguinte, devemos fazer do quarto um espaço ajustado para a indução e a manutenção do sono tranquilo. Uma composição apropriada de <u>três condições ambientais — térmica, sonora e luminosa</u> — é relevante para se ter uma noite com boa qualidade de sono.

Falar da condição térmica, de temperatura no Brasil, país tropical de grande dimensão, é falar de grandes variações. Temos regiões com temperaturas altas, elevado teor de umidade e abundância de chuvas; outras com altas temperaturas combinadas com baixa umidade; algumas regiões com temperaturas elevadas o ano todo e grande escassez de chuvas; e somente no sul do país, as médias anuais de temperatura giram em torno de 18 °C. O nosso maior desafio, com exceção de episódios ocasionais de quedas graves, são as temperaturas mais altas, decorrentes das mudanças climáticas, que são as transformações nos padrões de temperatura e clima apresentadas no nosso planeta.

Um estudo publicado na revista *Science of the Total Environment*, um periódico internacional para pesquisa científica sobre o meio ambiente e sua relação com a humanidade, examina a associação entre a temperatura noturna do quarto e a qualidade do sono em uma amostra de idosos residentes na cidade de Boston, nos Estados Unidos. Os resultados indicaram que a melhoria nas condições térmicas dos ambientes apresenta potencial para melhorar a qualidade do sono em pessoas longevas, destacando a importância de ajustes personalizados de temperatura com base nas necessidades e circunstâncias individuais. Segundo

---

[3] Professor e pesquisador na área da neurociência e psicologia, diretor do laboratório do Sono e Neuroimagem na Universidade da Califórnia, em Berkeley.

CAPÍTULO 8 – CONSTRUINDO O FUTURO:
ARQUITETURA INCLUSIVA PARA O ENVELHECIMENTO ATIVO

Amir Baniassadi, o principal autor da pesquisa, as descobertas demonstraram que o sono era mais eficiente e repousante quando a temperatura ambiente noturna variava entre 20 e 25 °C, com uma queda clinicamente relevante de 5 a 10% na eficiência do sono quando a temperatura aumentava de 25 °C para 30 °C. As associações foram principalmente não lineares e foram observadas variações substanciais entre os sujeitos.

Assim, as medidas internas para otimização térmica dos quartos de dormir vão do uso de aparelhos climatizadores e de ar-condicionado; ventiladores, sendo os de teto geralmente mais eficazes na circulação de ar em todo o ambiente; e o bom ar natural vindo de uma janela, adequadamente dimensionada, que, para se manter aberta, deve ter uma tela para impedir a entrada de insetos. O *brise*, também conhecido como *brise-soleil* ou quebra-sol, é um elemento arquitetônico que pode ser usado externamente em fachadas e paredes que recebem forte incidência dos raios solares. Os *brises* funcionam com lâminas, que podem ser fixas ou móveis, aplicadas na horizontal ou vertical, e em materiais diversos, tais como madeira, metal e concreto.

Entre as intervenções ambientais que podem gerar qualidade não só nos quartos, mas em todos os espaços de uma residência, as relacionadas à condição sonora são as mais desafiadoras e mais dispendiosas para gerar resultados com níveis satisfatórios. A poluição sonora tem grande dificuldade de abordagem por sua característica difusa e capacidade de expandir seus sinais a todos os habitantes alcançáveis.

Os limites de níveis de pressão sonora em áreas habitadas são estabelecidos pela Associação Brasileira de Normas Técnicas (ABNT), na NBR 10151. Em zonas urbanas estritamente residenciais, o limite é de 50 dB (decibéis) de dia e 45 dB à noite. Em zonas urbanas mistas, predominantemente residenciais, o limite é de 55 dB de dia e 50 dB à noite. Esses índices de tolerabilidade aumentam nas zonas urbanas de acordo com a predominância das atividades comerciais e administrativas, culturais, lazer e turismo. Servem de referências para atuação de órgãos competentes na regulação da poluição sonora nas áreas urbanas — controle do trânsito de veículos motores, funcionamento de bares, casas noturnas e locais de eventos, igrejas e similares, por exemplo. Individualmente, a percepção do incômodo sonoro é algo peculiar, que varia entre pessoas mais e menos sensíveis aos seus efeitos, havendo ainda os adeptos aos "ruídos de qualidade", chamados de maneira geral de ruídos brancos, que visam mascarar sons que possam dificultar o sono e a concentração. Porém, considerando que um nível de 60 dB(A) de ruído de trânsito causa impacto de 25% de probabilidade de acordar uma pessoa, nossos quartos devem ser, de maneira geral, ambientes silenciosos.

As medidas e técnicas de isolamento acústico — criação de uma barreira que impeça ou atenue a propagação do ruído de um ambiente para outro — variam muito na complexidade de execução, no nível de eficácia dos resultados e no custo financeiro. Diferem, outrossim, dependendo do objetivo a ser alcançado, que pode ser o de isolamento de ruídos de fontes externas — tráfego de veículos; barulhos diversos da vizinhança; construções próximas, entre outros —, ou o isolamento de fontes de ruídos internas — a minimização da propagação do som de um ambiente para outro dentro da mesma edificação ou de ambientes de unidade diferentes em edifícios residenciais multifamiliares.

Providências simples, como o uso de cortinas mais encorpadas, tapetes e carpetes mais espessos, revestimento nas paredes (painéis de madeira, papel de parede mais grosso, de boa textura), e o próprio mobiliário de madeira melhoram internamente a absorção dos ruídos. Os produtos para vedar frestas, geralmente de borracha, instalados nos batentes de janelas e portas, são bons para isolar o barulho externo e também para impedir a entrada de vento e água, insetos e poeiras nos ambientes.

Algumas medidas de isolamento acústico demandam a contratação de profissionais especializados porque exigem conhecimentos técnicos na execução e/ou instalação de itens produzidos especificamente para essa finalidade. Para conter a entrada de sons de origem externa nos ambientes, as esquadrias especiais são indicadas — janelas com vidros duplos, triplos ou laminados; portas mais densas ou de madeira maciça e portas com tratamento acústico, que apresentam ainda melhor desempenho. Para tratamento de paredes e tetos, as lãs apresentam ótima performance — de vidro, de rocha e de PET —, podendo ser usadas em associação com placas de gesso acartonado ou em estruturas pré-fabricadas, os painéis *drywall*, ou ainda serem revestidas com papéis de parede. As lãs ganham destaque por serem autoextinguíveis, o que significa que não propagam chamas, e também por contribuir para o isolamento térmico do ambiente. A lã de PET, de maneira mais especial ainda, destaca-se pelo grande apelo ecológico por ser um consumo sustentável, proveniente de matéria-prima 100% reciclada de garrafas PET.

No tratamento dos pisos, o revestimento de melhor desempenho na absorção e não propagação de ruídos no ambiente interno é o carpete, que apresenta as desvantagens de uma manutenção mais difícil, pela sua absorção de poeiras e resíduos e baixa compatibilidade com a umidade. Os revestimentos vinílicos, por serem um material mais macio, estão entre os que proporcionam maior conforto acústico, além de serem fáceis de limpar e resistentes a água. Outros pisos como os assoalhados, de tábuas ou tacos de madeira, não recebendo acabamento com verniz (sinteco), comportam-se medianamente na absorção sonora, ainda tratando da absorção interna. No que se refere a tratamento acústico de revestimentos para efeitos em outro ambiente externo (um pavimento abaixo do cômodo revestido, por exemplo), os diversos pisos podem ter sua performance muito melhorada quando associados a uma manta acústica a ser instalada sob o contrapiso. No caso de proteção acústica interna, contra ruídos oriundos de um pavimento superior, a ser executada no próprio pavimento afetado, a utilização de um forro com manta acústica no entreforro promove o mesmo resultado.

A terceira condição ambiental, a condição luminosa, que pode ser trabalhada nos quartos para favorecer um bom sono, é alcançada com controle da luz no ambiente, possibilitando a escuridão necessária para a regulação do nosso sistema circadiano, o famoso "relógio biológico". O dia e a noite, a exposição à luz e à escuridão regulam as principais atividades e processos biológicos do nosso organismo — batimentos cardíacos, temperatura corporal, pressão sanguínea, humor e comportamento e os processos de sono e vigília. Muitas funções bioquímicas e fisiológicas dos organismos vivos oscilam ritmicamente sob condições ambientais constantes por um período aproximado de 24 horas. Esses fenômenos rítmicos são chamados de ritmos circadianos. A exposição excessiva à luz branca fria à noite pode interferir na produção de hormônios e substâncias importantes na regulação do nosso ritmo biológico. A ausência de luz possibilita ao organismo a produção de melatonina, o hormônio indutor do sono. Após duas horas de sua liberação no organismo, feita pela glândula pineal, o indivíduo passa a ficar sonolento e tende a dormir. Durante o sono, o ápice da produção de melatonina ocorre em sintonia com o pico mínimo da temperatura corporal. Em seguida, ocorre a diminuição dos níveis de melatonina, bem como o aumento da temperatura. Alterações na síntese de melatonina podem afetar o equilíbrio cognitivo, psíquico, emocional e até físico das pessoas, não só das mais velhas, como de todas as idades.

O controle satisfatório da luz no quarto deve impedir que luzes do ambiente externo iluminem indevidamente o espaço à noite, trazendo dificuldades para que o indivíduo adormeça e que a luz do amanhecer do dia não antecipe o acordar natural. Essa vedação luminosa pode ser alcançada com esquadrias combinadas com venezianas e vidros (favorecendo o uso para variações ambientais entre calor e frio) e/ou com cortinas tipo *blackout* (possuem característica de vedar a luz), que podem ser de tecido (poliéster ou algodão) ou de PVC. Com o quarto escurinho, para dormir bem a noite toda, é necessária uma luz de vigília para melhor orientação, para ir ao banheiro, por exemplo, posicionada em uma tomada baixa do ambiente e na cor âmbar ou amarela, para não interferir na síntese de melatonina. A luz de vigília pode ser com sensor de movimento, que será acionada e apagada automaticamente.

Seguindo a abordagem sobre a iluminação, agora de maneira mais geral para todos os espaços, ressalta-se que tal quesito deve receber bastante atenção na casa da pessoa idosa. Os ambientes devem ser bem iluminados, principalmente as circulações, que podem receber pontos de luzes direcionais, para auxiliar, à noite, no caminho ao banheiro ou à cozinha, por exemplo. Os interruptores de luz bem-posicionados na entrada dos cômodos, que podem ainda ter uma luz de LED nas teclas, facilitam a sua localização. Nas escadas, eles devem ser instalados próximos dos seus extremos, no ponto inferior e no superior, para garantir que elas estejam sempre iluminadas. A instalação de detectores de movimento que acenderão a luz automaticamente é interessante. Transitar à noite por ambientes bem iluminados é, sem dúvida, uma condição relevante na prevenção de acidentes.

O que atualmente tem sido objeto de investigação é a qualidade da luz a que estamos expostos. Nosso modo de vida contemporâneo tende a acontecer majoritariamente dentro de ambientes internos, e aumentou, ainda mais, o tempo que muitos de nós passamos dentro de nossas casas, com a intensificação do sistema de trabalho *home office*. Essa experiência foi vivenciada ao extremo em 2020, na pandemia mundial da covid-19, e seus efeitos foram sobremaneira marcantes na vida das pessoas idosas. Maior tempo em casa diurnamente quase sempre significa pouca exposição diária à luz solar e maior exposição à luz artificial à noite, desequilibrando nossa relação com o ciclo natural — o dia e a noite, a luz e a escuridão. Os efeitos nocivos provocados por uma vida descolada dessa condição intrínseca da natureza dos seres vivos têm recebido muita atenção de diversas áreas de saúde, bem como de áreas técnicas de conforto ambiental.

CAPÍTULO 8 – CONSTRUINDO O FUTURO: ARQUITETURA INCLUSIVA PARA O ENVELHECIMENTO ATIVO

Já há um corpo de evidências científicas capaz de comprovar que a cronodisrupção, ou seja, a desconexão do relógio circadiano interno com a adaptação às condições do meio ambiente, pode aumentar o risco de desenvolvimento de doenças relacionadas a doenças cardiovasculares, diabetes tipo 2, doenças metabólicas e questões de saúde mental, como desordens de déficit de atenção, insônia e depressão. Atualmente, há o entendimento de que esses efeitos são resultado do modo de vida da sociedade contemporânea, com menor tempo ao ar livre durante o dia e maior exposição à luz noturna.

Com esse enfoque, a Luminotécnica, área de estudo da aplicação de iluminação artificial em espaços interiores e exteriores, tem se aprofundado e discutido a questão da iluminação residencial para além dos efeitos estéticos e funcionais, aspecto que é conferido aos diferentes espaços de uma casa por um bom e criterioso projeto luminotécnico. Uma tendência muito atual é a possibilidade de se fazer afinações nos tons de branco e nas cores, dotando o ambiente de uma luz mais adequada tanto em intensidade quanto em temperatura de cor e na hora em que se deseja. Esse conceito denominado de Iluminação Centrada no Ser Humano (*Human Centric Lighting* - HCL), é chamado também de Iluminação Integrativa ou Iluminação Circadiana. Essa evolução no sistema de iluminação, ainda que recente, é entendida também como uma estratégia em prol da longevidade e está ancorada em quatro pilares: luz de qualidade – suas premissas buscam ativar aspectos sensoriais, por meio da criação de atmosferas harmonizadas com as emoções das pessoas no uso dos ambientes; aproveitamento da luz natural — iluminação usufruída com janelas mais amplas e/ou vinda do teto por meio de telhas de vidro, claraboias ou tetos de vidro; conexão com o exterior — busca de sincronização entre a luz externa e natural e a luz do ambiente artificial interno mais próxima possível em cor e intensidade da luz natural; controle pessoal e adaptável — controle da cor, intensidade e características da luz de modo a ajustá-la de acordo com a necessidade do usuário e do ambiente. O que faz desse um dos *trending topics* da iluminação nos últimos anos — e particularmente após o início da pandemia de covid-19 — são os ganhos em conforto e qualidade do ambiente luminoso comprovadamente capazes de impactar, em diferentes níveis, a fisiologia e os aspectos emocionais dos usuários dos espaços.

Assim, a iluminação dos ambientes de casa, de acordo com sua utilização e horários, pode ser pensada com maior flexibilidade. Na cozinha, por exemplo, as luzes brancas mais frias, de tons mais azulados e brancos e com maior temperatura de cor funcionam muito bem para o uso cotidiano desse espaço. Um ou mais pontos de luz indireta com luzes mais quentes (sancas de iluminação, luminárias embutidas no gesso ou fitas de LED ocultas) criam uma atmosfera suave para uso desse espaço durante a noite. Esse dueto de iluminação vale também para os banheiros. Já nos quartos e na sala de estar, as luzes mais quentes (de tons mais amarelados e avermelhados) e com temperatura de cor mais baixa promovem uma sensação aconchegante, mais intimista, podendo ser também ajustadas com o uso de *dimmers*, que são dispositivos de controle de intensidade da iluminação em um ambiente. Recursos tecnológicos em produtos e sistemas de automação residencial, que vêm se tornando mais acessíveis, tanto pelo custo quanto pela complexidade de operação, como tudo o que envolve tecnologia, possibilitam dimerizar e controlar a temperatura de cor da luz, por exemplo, de forma mais simples por meio de dispositivos móveis (controles remotos, celulares), estando, portanto, mais ao alcance de usuários de maneira geral.

Basicamente, tratamos até aqui de intervenções e adaptações do ambiente domiciliar, considerando as modificações que acontecem nos nossos corpos, afetando nossas capacidades de proprioceção e exteroceção no processo de envelhecimento. Alterações significativas também podem ocorrer no poder e na acurácia de interoceção, que é nossa capacidade de perceber e entender as sensações internas do nosso organismo como fome, sede, frio, calor, sono e cansaço, além das sensações neuropsíquicas. Estudos da neurociência e da psicologia sugerem a potência do motor emocional, em confronto com a racionalidade, na tomada de decisões humanas. Esses aspectos são tratados por Thaler e Sustein (2019) na obra *"Nudge"*, que trata de economia comportamental e como incentivos auxiliam as pessoas nas suas escolhas. **Nudge**, palavra inglesa que significa "empurrão", em tradução livre, é um conceito também conhecido no Brasil como "Teoria do Incentivo"[4].

Para além de práticas importantes, relativas a uma vida física, mental e emocionalmente ativa para manter e trabalhar nossa consciência interoceptiva, alguns recursos podem ser adaptados ao espaço doméstico, como "empurrãozinhos" para que tomemos melhores decisões e nos lembremos de coisas importantes no dia a dia. Com base em um artigo interessante, na revista ArchDaily, do arquiteto Ciro F. H. Albuquerque, pontuamos alguns pequenos ajustes no

---

[4] Richard H. Thaler foi o ganhador do prêmio Nobel de Economia em 2017.

ambiente ou no sistema de informações em espaços residenciais particulares ou coletivos/institucionais para bem influenciar a pessoa idosa, sem, contudo, tirar sua liberdade de escolha, como:

- Utilização de recursos visuais de alerta para lembrar de se hidratar ou alimentar, por meio do uso de cor, símbolo e/ou iluminação específica para destacar os espaços destinados a atender a essas necessidades fisiológicas.

- Adaptação arquitetônica e/ou no mobiliário da cozinha, para facilitar o acesso a alimentos e estimular a alimentação regular.

- Criação de ambientes convidativos para refeições, considerando aspectos sensoriais que possam despertar o apetite, tais como cores e cheiros. Os jardins sensoriais, que podem ser até pequenos vasos de ervas aromáticas e temperos, são ótimos recursos para o estímulo olfativo.

- Instalação de sinalização tátil (por meio de textura) em pisos e/ou superfícies específicas, para direcionar às áreas de descanso, de alimentação ou hidratação.

- Design de espaços confortáveis que incentivem a pausa, o descanso, a reflexão.

- Incorporação de tecnologias assistivas, como dispositivos de lembrete ou aplicativos, para alertar sobre as necessidades corporais — hidratação, alimentação ou pausas e descanso.

- Criação de espaços acessíveis e com disposição intuitiva, destinados às necessidades fisiológicas.

> A memória guardará o que valer a pena. A memória sabe de mim mais que eu; e ela não perde o que merece ser salvo.

(Eduardo Galeano, 2001)

Abordamos aqui muitas medidas e acreditamos que, para alguns, elas possam parecer exageradas ou até desnecessárias. As pessoas envelhecem de maneiras diferentes e apresentam níveis diversos de preservação da capacidade funcional. A morada de um idoso completamente independente é muito diferente de um idoso com limitações significativas. Assim, é importante fazer o monitoramento das condições ambientais da casa, bem como das condições físicas, motoras e sensoriais de seus habitantes, para então, no decorrer do tempo, atuar nas intervenções necessárias. Lembrem-se do conselho de vó: "é melhor prevenir do que remediar".

LEITURAS RECOMENDADAS

ASSOCIAÇÃO BRASILEIRA DE NORMAS TÉCNICAS. Data. *ABNT NBR 9050*: Acessibilidade a edificações, mobiliário, espaços e equipamentos urbanos. Rio de Janeiro: ABNT, 2020.

ASSOCIAÇÃO BRASILEIRA DE NORMAS TÉCNICAS. Data. *ABNT NBR 10151*: Acústica - Medição e avaliação de níveis de pressão sonora em áreas habitadas - Aplicação de uso geral. Rio de Janeiro: ABNT, 2019.

CAMARANO, A. A.; KANSO, S.; MELLO, J. L. E. Como vive o idoso brasileiro? *In*: CAMARANO, Ana Amélia; KANSO, Solange; MELLO, Juliana Leitão e. *Os novos idosos brasileiros:* muito além dos 60? Rio de Janeiro: Ipea, 2004. Cap. 1, p. 25-73.

FERRIGNO, J. C. Programas Intergeracionais no Brasil. *Revista A Terceira Idade:* estudos sobre envelhecimento. São Paulo: Sesc, 2011. v. 22.

INTO – Instituto Nacional de Traumatologia e Ortopedia. *Como reduzir quedas no idoso.* 2015. Disponível em: https://www.into.saude.gov.br/lista-dicas-dos-especialistas/186-quedas-e-inflamacoes/272-como-reduzir-quedas-no-idoso? Acesso em: 9 out. 2024.

LIRA, C. E se morássemos todos perto? Urbanista reimagina cidades com cohousing. *Habitability.* 2023. Disponível em: https://habitability.com.br/e-se-morassemos-todos--perto-urbanista-reimagina-cidades-com-cohousing/. Acesso em: 3 maio 2024.

MARTAU, B. T. Perspectivas para projetos de iluminação integrativa. *Revista Lume Arquitetura*, São Paulo, 105. ed., 2020.

NERI A. L. A formação de recursos humanos em gerontologia: papel da pós-graduação. *In*: II ENCONTRO DAS UNIVERSIDADES. III FÓRUM PERMANENTE DA POLÍTICA NACIONAL DO IDOSO. Recife, 2000, p. 5-16.

PAPALÉO NETTO, M. *In*: FREITAS, Elizabete Viana de; PY, Lígia (ed.). *Tratado de geriatria e gerontologia.* 4. ed. Rio de Janeiro: Guanabara Koogan, 2016.

PAPALÉO NETTO, M.; PONTE, José R. da. Envelhecimento: desafio na transição do século. *In:* PAPALÉO NETTO, Matheus. *Gerontologia.* São Paulo: Atheneu, 1996.

PEREIRA, S. R. M. Fisiologia do Envelhecimento. *In*: FREITAS, Elizabete Viana de; PY, Lígia (ed.). *Tratado de geriatria e gerontologia.* 4. ed. Rio de Janeiro: Guanabara Koogan, 2016.

PIMENTEL-SOUZA, F. Efeito do ruído no homem dormindo e acordado. *In*: ENCONTRO DA SOCIEDADE BRASILEIRA DE ACÚSTICA, 19, 2000, Belo Horizonte. **Anais** [...]. Belo Horizonte: Sobrac, 2000.

THALER, R. H.; SUNSTEIN, C. R. *Nudge*: como tomar melhores decisões sobre saúde, dinheiro e felicidade. Tradução de Ângelo Lessa. Rio de Janeiro: Objetiva, 2019.

WORLD HEALTH ORGANIZATION. *Envelhecimento ativo*: uma política de saúde. Tradução de Suzana Gontijo. Brasília: Organização Pan-Americana da Saúde, 2005.

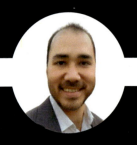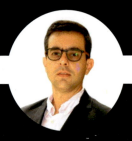

CAPÍTULO 9

Carlos Hiroshi Cortes Ouchi, MSc
Fabrício Pereira Soares, PhD

INVESTINDO NO FUTURO: A IMPORTÂNCIA DE CONSTRUIR SUA INDEPENDÊNCIA FINANCEIRA PARA A MATURIDADE

1. ENTENDENDO O CENÁRIO

Diante de tantos conteúdos altamente relacionados à saúde, você se depara com um capítulo que, já em seu título, propõe-se a tratar do tema independência financeira. Afinal, o que faz aqui um capítulo voltado a discutir finanças e dinheiro em um livro ligado ao envelhecimento saudável?

Desde já, é preciso dizer que, se almejamos vitalidade e maior longevidade, temas centrais deste livro, é essencial buscar também uma boa saúde financeira. Em pesquisa feita com quase 9.000 trabalhadores pela *Fintech* Onze em parceria com a seguradora Icatu divulgada no início de 2024 no Portal Infomoney, buscou-se mapear o "estresse financeiro" no Brasil. Alguns dos principais resultados apontam a falta de saúde financeira como geradora de problemas como ansiedade (53% dos entrevistados) e insônia (41%). Juntamente a essas questões, surgiram diversos relatos de depressão, problemas em relacionamentos amorosos e familiares e impactos na saúde física.

Assim, da mesma maneira que os demais capítulos abordam hábitos que tendem a potencializar a saúde e a qualidade de vida à medida que nossa idade avança, tratar de saúde e vitalidade financeiras para evitar os problemas descritos na pesquisa citada implica em abordarmos hábitos que, quanto mais cedo iniciados (e mantidos!), melhores resultados trarão sobre uma "parte" também importante de nossos corpos: o bolso.

Desejamos a longevidade e a vitalidade, mas já paramos para pensar que viver mais e melhor implica também em mais gastos justamente em uma fase em que se espera que caiam nossa produtividade e geração de renda? Que tipo de preparação estamos fazendo para esse momento de vida? Questões como essas servem para iniciar uma proposta de reflexão que tende a contribuir para sua saúde financeira em longo prazo, na fase mais madura de nossas vidas.

Com certeza, algo que você já deve ter percebido é um aumento da nossa exposição a temas ligados ao dinheiro. Toda hora somos bombardeados por mensagens, notícias ou até postagens em redes sociais tratando de oportunidades de investimentos, conteúdos de educação financeira e, principalmente, muitas ofertas de crédito. Contudo, é bem possível que você se sinta por vezes perdido diante de tais conteúdos. Isso pode ser reflexo da pouca preparação oferecida à população para lidar com o dinheiro e assuntos correlatos.

Pesquisas apontam que essa relação com o dinheiro é realmente complicada. Para citar alguns exemplos que ilustram tal afirmação, em nosso país, o endividamento da população chegou a 77,6% das famílias ao final do ano de 2023, segundo dados da Pesquisa de Endividamento e Inadimplência do Consumidor (PEIC), realizada anualmente pela Confederação Nacional do Comércio (CNC) (CNC, 2023). É verdade que os anos de pandemia da covid-19 contribuíram para aumentar esse número. Entretanto, ele já se mantinha em patamares altos ao longo dos últimos 10 anos.

O próximo dado é o que mais preocupa. Segundo a mesma pesquisa, 28,8% do total das famílias brasileiras estava com dívidas em atraso no fim de 2023, com um prazo médio de atraso de 64 dias. O principal vilão desse endividamento em todos os anos da série histórica é o cartão de crédito, respondendo por mais de 80% da dívida. É importante lembrar que dívidas de cartão de crédito costumam estar entre as que cobram os juros mais altos. Ainda na mesma pesquisa, encontra-se a informação de que mais de 30% da renda de todas as famílias está comprometida com pagamento de dívidas.

Os resultados também demonstraram que 59% dos entrevistados não têm uma reserva financeira de emergência, 41% dizem que a renda não cobre todos os gastos mensais e 54% têm como maior preocupação atual a situação financeira, à frente da família (17%), saúde (13%) e trabalho (8%).

Para somar a essa construção inicial de cenário, não podemos deixar de falar sobre a constante discussão acerca do nosso modelo de previdência. Por diversas vezes, você já deve ter ouvido notícias sobre crise no Instituto Nacional de Seguridade Social (INSS), a necessidade de reforma da previdência, entre outros temas com potencial impacto sobre sua aposentadoria. Em 2023, o déficit na previdência (a diferença entre dinheiro das contribuições ao INSS e os pagamentos às pessoas aposentadas) atingiu 3,8% do PIB do país, algo em torno de R$ 270 bilhões. Algumas mudanças ou reformas de magnitudes diferentes já foram realizadas e a questão persiste.

Apesar de este texto não ter como objetivo discutir a previdência em si, precisamos falar sobre a necessidade de nos prepararmos para gerar renda e diminuir nossa dependência do INSS quando chegar a nossa vez de nos aposentarmos. Sobre isso, trazemos aqui dados da pesquisa do Serviço de Proteção ao Crédito (SPC Brasil) que, dentre outras questões preocupantes, aponta que 57% dos consumidores da terceira idade não têm qualquer reserva de dinheiro.

Diante de todo esse contexto, é válido desde já mencionar alguns princípios básicos da Economia que devem ser compreendidos não apenas aqui, para fins de introdução deste capítulo, mas também em suas reflexões futuras sobre como você tem usado o seu dinheiro. Vamos recorrer a três. O primeiro que queremos trazer com bastante ênfase e destaque é bem simples, <u>pois diz que (a) todo indivíduo realiza escolhas. Mas é somente ao olharmos para os dois próximos que tal ênfase se justifica. São eles: (b) toda escolha envolve custos e (c) os custos de nossas escolhas se desdobram no futuro.</u>

Para ilustrar esses três princípios, veja só esta situação real, tirada de um diálogo com uma colega de trabalho. Ela é professora universitária de uma área que não está ligada a Economia ou Finanças. Certo dia, ela chega falando, sem esconder sua felicidade:

— Olá, meu amigo professor de Finanças, me dê os parabéns! Fiz tudo que o pessoal da sua área manda e comprei minha casa própria! Organizei as contas, poupei e ainda consegui pagar à vista!

De fato, tal feito é digno de aplausos e comemoração. Trata-se do sonho de grande parte da população do nosso país. Nesse momento, dizer "parabéns, que notícia boa!" bastaria, mas dada nossa relação, quis saber mais detalhes. Foi aí que, após as devidas felicitações, perguntei:

— E você poupou onde?

— Na poupança, uai!

(Aqui, um parêntese sobre esse "uai"… esta história ocorreu em Minas Gerais, estado de onde vêm os autores deste capítulo. Para quem não é do estado, saiba que, para os mineiros, "uai" pode significar o que você quiser. Nessa resposta em específico, "uai" significa "como assim? Existe algum outro lugar no mundo que se possa poupar? Que pergunta boba!").

Foi nesse momento que, estando diante de um computador, ela foi convidada a se sentar e fazer algumas continhas básicas. Foram feitas perguntas para se averiguar o quanto poupou em média por mês, quando começou etc. Ao final, o veredito:

— Se você tivesse poupado em um fundo de investimento XYZ, conservador, teria conseguido comprar sua casa quase três anos atrás!

Sua expressão de felicidade lá do início da conversa foi substituída por uma cara de descontentamento. Este locutor não precisava ter feito tal afirmação, é verdade… A intenção não era deixar a colega triste. Mas o motivo dela ter sido feita é um só: ilustrar o poder das nossas escolhas financeiras sobre o futuro.

Poderíamos nesta introdução escolher narrar uma história de uma pessoa endividada, consumista ou sem controle financeiro. Mas optamos por um caso de alguém que é o oposto disso e, ainda assim, o desconhecimento sobre um tema ligado ao dinheiro trouxe consequências.

Neste caso, a personagem fez o que qualquer livro de Educação Financeira vai pregar: teve <u>disciplina</u> para poupar, <u>paciência</u> para atingir o objetivo sem se desviar dele com as tentações do dia a dia e, acima de tudo, <u>organização</u> para ter as contas sob controle e o dinheiro sobrando. Porém, foi a escolha do investimento que não contribuiu muito para acelerar o alcance daquele objetivo. Mais uma vez: ela merece aplausos e felicitações por ter atingido o seu sonho e precisa comemorar. Mas não podemos deixar de mencionar como a falta de conhecimento sobre um tema que tanto nos afeta acabou por atrasar sua jornada em busca de sua casa.

Agora, imagine que nossa vida é repleta de decisões financeiras, algumas pequenas e outras bem grandes, por diversas vezes sentidas só lá no longo prazo, na nossa fase da maturidade, tema central deste livro. Por isso, o convite para fazermos algumas reflexões ao longo de todo este capítulo que trata da nossa relação com o dinheiro e do uso que fazemos dele. Com isso, buscamos alcançar maior vitalidade também em nossa vida financeira.

2. TRIPÉ DA PREPARAÇÃO PARA A TERCEIRA IDADE

O tempo que falta para a terceira idade é diferente para cada um que estiver neste momento lendo estas linhas. Contudo, é certo que todos compartilham de algo em comum: a necessidade de se preparar da melhor maneira possível para essa etapa.

Muito já foi dito sobre o cenário e as dificuldades que as pessoas percebem quando o tema é dinheiro. Mas o que fazer então para se preparar para o envelhecimento saudável do ponto de vista financeiro? Bom, antes de tudo, precisamos definir o que estamos chamando de envelhecimento saudável...

Por certo não é riqueza do ponto de vista material. Talvez você fique rico, talvez não, mas o ponto central não reside nisso. Estamos nos referindo às preocupações minimizadas com o dinheiro. É sobre usufruir de benefícios que o planejamento financeiro e uma boa preparação trazem para nossas vidas e, consequentemente, aproveitar coisas e momentos que o dinheiro nos permite realizar e viver.

Não tem jeito, para atingirmos a vitalidade financeira na terceira idade precisamos nos preparar durante toda a vida. Só que a grande questão é que estamos a todo o tempo realizando escolhas financeiras (algumas bem difíceis) e, como já mencionado, essas escolhas têm custos e desdobramentos no futuro. Por isso, visando uma boa preparação, a abordagem aqui proposta vai tentar equilibrar viver o presente sem perder de vista os sonhos futuros e sempre ponderando os riscos.

Uma coisa que precisa ser dita é que, pelo lado financeiro, a vida é dividida em duas etapas ou fases. A primeira, chamada de fase de <u>contribuição</u> corresponde à nossa vida produtiva, ao período de trabalho, em que deve haver poupança. Mais adiante, vem a fase dos <u>benefícios</u>, quando geralmente estamos aposentados e nossa geração de renda pode diminuir. Para essa última, muito provavelmente, precisaremos ter acumulado reservas e é para ela que precisamos nos preparar.

É exatamente por isso que pensamos em organizar o restante deste capítulo (e, portanto, as recomendações para um envelhecimento saudável) em um tripé que busca aliar o conhecimento, a prática de certos hábitos e, acima de tudo, o reconhecimento do tempo, de seu valor e sua importância.

Os três elementos do tripé são: a magia dos juros compostos, a mudança de hábitos e a ambidestria da visão do tempo no uso dos recursos. Eles podem ser visualizados na Figura 1.

Figura 1 – O tripé da preparação para a Terceira Idade

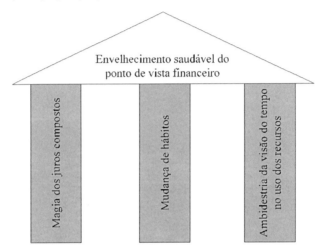

Fonte: Ouchi e Soares, 2024

A partir deste ponto, convidamos você a refletir com mais detalhes sobre cada um dos elementos desse tripé nas seções a seguir.

3. A MAGIA DOS JUROS COMPOSTOS

Não apenas este capítulo, mas todo este livro está focado no longo prazo. Falamos de vitalidade e saúde de olho lá na frente, na fase mais madura de nossas vidas. Por isso, todos os capítulos pelos quais você já passou tratam de pequenas coisas ou pequenos hábitos que podem ser alterados para que, de forma acumulada, tragam resultados muitas vezes surpreendentemente grandes no futuro.

Pois bem, não há como falar em longo prazo e resultados grandes na área financeira sem tratar de juros compostos. A magia dos juros compostos é o primeiro elemento do tripé apresentado a você na seção anterior.

Porém, pode ser que só de ouvir falar em juros você já esteja pensando em algo ruim. É possível que alguma situação de endividamento passado tenha trazido certa aversão à palavra juros. É compreensível! Vivemos em um país de juros historicamente altos e, realmente, os juros de uma dívida costumam fazer estragos, pois ela acaba crescendo assustadoramente. Isso ocorre porque os juros são compostos, ou seja, os juros incidem sobre juros… A minha dívida de hoje sempre cresce somando juros sobre um saldo devedor que está também em crescimento.

Mas e se pararmos de pensar nos malefícios dos juros compostos e pensarmos que eles também podem jogar do nosso lado? E se eu sair da posição de devedor para investidor? Caso eu esteja investindo, o potencial de crescimento de usar juros e tempo a meu favor serão também notáveis.

Para ilustrar o poder dos juros compostos, acompanhe o caso real de outra amiga, recém aposentada, que recebeu uma "oferta" da gerente de sua conta em um banco conhecido… Para introduzir o caso, deve-se dizer que ela tem uma boa renda de aposentadoria, capaz de manter, ainda que com alguma dificuldade, seu padrão de gastos da sua fase anterior a se aposentar.

Ao perceber que ela possui no banco uma aplicação com um saldo de quase R$ 150.000,00, sua gerente fez a seguinte proposta: um consórcio de imóvel! 20 parcelas anuais, todas no mês de maio, no valor de R$ 15.337,00. O argumento usado para convencê-la foi o seguinte:

– Sua aplicação rendeu aproximadamente R$ 15.000,00 nos últimos 12 meses, aproximadamente 10% no ano. Por que não fazer um consórcio pagando esse valor uma vez por ano e você nem vai sentir? Ao final desse período, você vai ter uma carta de crédito imobiliário de R$ 200.000. Ou antes, claro, se você for contemplada no consórcio mais cedo.

Não vamos aqui entrar no mérito se o consórcio é ou não uma boa alternativa de investimento (há os que defendem que ele é bom, mas apenas para os sortudos, mas isso é assunto para outro momento…) e também não vamos considerar, por exemplo se, realmente, nossa amiga precisa de um imóvel daqui a 20 anos.

O ponto central aqui nesta parte do capítulo em que tratamos de juros sobre juros é: se ela decidir fazer o consórcio, todo ano o rendimento de sua aplicação financeira vai ser usado para pagar essa nova conta. Isto é, o saldo da aplicação primeiro vai crescer, então haverá o saque do rendimento para pagar o consórcio e, por fim, o saldo irá retornar para, aproximadamente, os mesmos R$ 150.000,00 iniciais. Ao final dos 20 anos, com a contemplação no consórcio, ela terá esse valor original da aplicação acrescido de R$ 200.000,00 recebidos. Portanto, algo em torno de R$ 350.000,00 no total.

Agora imagine que ela diz não à oferta do banco. Não faz o consórcio e mantém o dinheiro lá na mesma aplicação, sem resgatar anualmente os rendimentos. Veja pela Tabela 1 a seguir o que acontece com o saldo da aplicação ao final dos mesmos 20 anos.

Tabela 1 – Evolução da aplicação financeira, sem resgates, considerando juros de 8% ao ano

Ano	Rendimento	Saldo
0		R$ 150.000,00
1	R$ 12.000,00	R$ 162.000,00
2	R$ 12.960,00	R$ 174.960,00
3	R$ 13.996,80	R$ 188.956,80
4	R$ 15.116,54	R$ 204.073,34
5	R$ 16.325,87	R$ 220.399,21
6	R$ 17.631,94	R$ 238.031,15
7	R$ 19.042,49	R$ 257.073,64
8	R$ 20.565,89	R$ 277.639,53
9	R$ 22.211,16	R$ 299.850,69
10	R$ 23.988,06	R$ 323.838,75
11	R$ 25.907,10	R$ 349.745,85
12	R$ 27.979,67	R$ 377.725,52
13	R$ 30.218,04	R$ 407.943,56
14	R$ 32.635,48	R$ 440.579,04
15	R$ 35.246,32	R$ 475.825,37
16	R$ 38.066,03	R$ 513.891,40
17	R$ 41.111,31	R$ 555.002,71
18	R$ 44.400,22	R$ 599.402,92
19	R$ 47.952,23	R$ 647.355,16
20	R$ 51.788,41	**R$ 699.143,57**

Fonte: Ouchi e Soares, 2024

Para fazer essa projeção, nem consideramos que ano passado a aplicação rendeu 10%. Fomos mais conservadores e aplicamos uma expectativa de juros de 8% ao ano para todos os 20 anos. Veja só o poder dos juros sobre juros jogando a nosso favor no número destacado ao final do 20.º ano. Quase R$ 700.000! Muito melhor do que a opção de ter R$ 350.000,00 se a decisão fosse de fazer o consórcio, não é mesmo?

Quando tratamos da matemática que está por trás desse tipo de exemplo, temos três conceitos principais: capital, juros e montante. Capital é o valor inicial, sobre o qual incidem os juros. O valor observado após a soma dos juros é o montante, isto é, o capital final. Quando dizemos que são juros sobre juros, o que realmente queremos dizer é que os juros de um determinado período, o 5.º ano por exemplo, incidem sobre um capital sobre o qual já incidiram juros anteriormente (nos quatro anos anteriores).

Se você retornar e olhar mais atentamente para cada valor da tabela, poderá perceber que o saldo cresce mais devagar no início e depois acelera. O rendimento (juros) do primeiro ano é de R$ 12.000,00, enquanto no último ano ultrapassa os R$ 50.000,00. Por que isso acontece? Pelo motivo que descrevemos há pouco: quando lidamos com juros compostos a correção monetária de um período incide sobre o saldo acumulado até a data anterior. Isso significa dizer que, quanto mais o tempo passa, o rendimento será calculado sobre um saldo acumulado que está crescendo. Mais saldo mantido na aplicação é sinônimo de mais rendimentos. E de um montante muito maior ao final!

Mas se o resultado fica melhor só lá no final, precisamos reforçar a necessidade de se olhar para questões como essa vivida pela nossa amiga não apenas do ponto de vista matemático, como foi aqui destacado, mas também na ótica dos nossos hábitos financeiros. Afinal, precisamos desenvolver bons hábitos para, por exemplo, conseguirmos esperar esse tempo todo para usufruir dos benefícios em longo prazo dos juros compostos.

Juros podem ser ótimos quando jogam do nosso lado, e melhores ainda quando, juntamente com eles, temos o tempo a nosso favor, como foi o caso dos exemplos mostrados até aqui. Mas, com certeza, tentações surgirão ao longo do caminho e bons hábitos financeiros serão cruciais também. Com ajustes nos hábitos financeiros, temos juros e tempo jogando no mesmo time: o nosso!

E é exatamente por isso que, a partir de agora, começamos a falar um pouquinho sobre mudança de hábitos.

4. A MUDANÇA DE HÁBITOS

Lá no início do capítulo, foram apresentados diversos dados que mostram situações preocupantes quando o assunto é gestão do dinheiro. Por exemplo, foi dito que uma pesquisa apontou que cerca de 30% da renda das famílias brasileiras estava comprometida com dívidas. Esse número realmente parece alto. E aí, você pode se perguntar: como reverter um quadro desses para que consigamos aquilo que sempre é pregado pelos especialistas — pelo menos 10% da renda comprometido com poupança?

É certo que aquele papo sobre juros e tempo tem que ser levado em conta. Mas junto com eles, deve vir a mudança de hábitos. Pequenos hábitos, grandes hábitos, não importa… é muito possível que certos hábitos estejam boicotando o seu sucesso financeiro. A já citada pesquisa do SPC Brasil (SPC, 2014) identifica alguns hábitos que merecem ser conhecidos, para gerar reflexão (e solução!). Só para citar alguns exemplos, 40% dos entrevistados garantem que fazem todo o seu controle financeiro de cabeça, enquanto 1 em cada 5 "sujaram" seus nomes ao se tornarem inadimplentes, porque "emprestaram" o nome para financiar compras e pegar empréstimos para amigos e parentes.

Caso você se enxergue em algum desses exemplos, saiba que coisas "pequenas" como essas podem minar o progresso que você faz ao tomar boas decisões financeiras. Mais do que isso, podem impedir você de atingir o que hoje se entende como sendo o componente mais importante no nível de suas finanças pessoais: a resiliência financeira. Isso engloba tanto o nível total de economia que se possui quanto a capacidade de enfrentar situações inesperadas e de levantar fundos para emergências.

Durante alguns anos, foi medido no Brasil o Índice de Educação Financeira (Indef) (Serasa Experian, 2019) pelo Serasa. Esse índice é dado por uma nota, composta por uma média de três dimensões: Conhecimento (conhecimento sobre assuntos ligados ao dinheiro), Comportamento (se houve descontrole ou poupança nos últimos 12 meses) e Atitude (o julgamento sobre determinadas situações, como compras por impulso). É verdade que a nota média do brasileiro nunca foi muito boa, sempre entre 6 e 7 (numa escala de 0 a 10). Contudo, o que mais chama a atenção é a divisão dessa nota entre as três dimensões.

Enquanto o resultado na dimensão Conhecimento se posiciona em torno de 7,5 ao longo dos anos, as outras duas dimensões se situam entre 5 e 6,5. Isso significa que, apesar de nós brasileiros até apresentarmos um nível de conhecimento sobre os temas ligados a dinheiro, quando vamos efetivamente transformar esse conhecimento em ação, bem na hora de colocar em prática, ainda deixamos muito a desejar.

Essa é uma constatação muito séria e só reforça ainda mais a atenção que deve ser dada ao uso que fazemos do dinheiro e, portanto, aos nossos hábitos financeiros. Por isso, diante da necessidade de gerar reflexão e mudança dos maus hábitos, em busca da resiliência financeira citada há pouco e da geração de poupança, ainda que não sejam os tais 10% da renda constantemente como muitos defendem, vamos propor um modelo, ilustrado pela Figura 2 a seguir.

Figura 2 – Bases para a mudança de hábitos financeiros

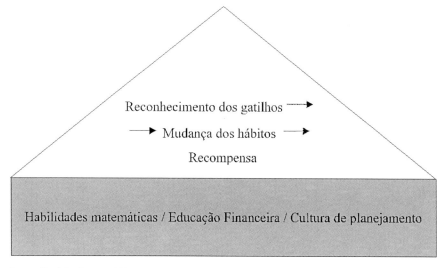

Fonte: Ouchi e Soares, 2024

A figura é composta por duas partes. No topo, percebe-se um processo de mudança de hábitos, já proposto por diversos autores (Duhigg, 2012; Clear, 2019), que mostra o reconhecimento de gatilhos como pontapé inicial para qualquer mudança de hábitos. E, com ela, um processo de recompensa para que os novos hábitos sejam consolidados. Na parte de baixo, a base da figura, aparecem questões sem as quais a literatura de finanças pessoais entende que qualquer mudança teria mais dificuldade de acontecer e se efetivar. São elas as habilidades matemáticas, a educação financeira e a cultura de planejamento.

Vamos explicar de maneira um pouco mais detalhada a Figura 2... Começando pela parte de cima, a mudança de hábitos em si, propomos uma reflexão. Pegue uma folha de papel e um lápis ou caneta. Pense um pouco sobre situações de sua vida passada relacionadas ao uso do dinheiro.

Primeiro, anote até três situações em que você tomou uma decisão financeira e sentiu que o caminho escolhido gerou frutos positivos posteriormente na sua vida. Pode ser aquele momento que você se organizou e se dedicou a poupar um dinheiro para comprar algo, ou aquela decisão sensata de não gastar com alguma coisa que acabaria por trazer despesas altas que comprometeriam seu orçamento.

Feito isso, inverta o raciocínio: anote três situações que você sente que as decisões foram erradas e que geraram desdobramentos ruins posteriormente (alguns podem estar reverberando até hoje). Foi trocar de carro e acabou sendo levado pela tentação de comprar um modelo acima do que poderia pagar? Deu aquela exagerada nas compras de fim de ano e passou aperto para pagar o IPVA e IPTU em janeiro? Anote aqui.

Olhando para essas situações que você escreveu, pense um pouco sobre o que, de fato, gerou cada uma delas. Será que os bons comportamentos foram gerados por uma motivação externa? Talvez por um nível de organização que você já traz de outros campos de sua vida pessoal? E aqueles usos que você apontou como ruins surgiram por algum impulso que sempre aparece quando você compra determinado tipo de produto? Percebe que foram por alguma tentativa de escape de uma outra situação difícil que vivia?

Mais do que isso, reflita sobre quais desses comportamentos que você listou ainda fazem parte da sua vida hoje! Isso porque gastar, poupar, escolher, comprar, entre tantos outros comportamentos podem ser frutos de hábitos que desenvolvemos com o tempo ou que ressurgem de tempos em tempos como resposta a uma situação externa.

Nesse sentido, defende-se aqui que a identificação dos hábitos ruins e seus gatilhos pode começar a pavimentar o caminho para a geração de um hábito bom, desejável no longo prazo. Identifique os hábitos que são desdobramentos dos gatilhos ruins. Por qual bom hábito você acredita que deveria substituir esse comportamento?

Um exemplo: por diversas vezes, clientes de consultoria relatavam dificuldade em constituir uma reserva de emergência. A fala era sempre igual: quando achavam que este mês finalmente iam poupar um pouco, "aparecia" a vontade de fazer alguma coisa ou uma necessidade externa. Os amigos chamando para um *happy hour*, uma viagem curta, um familiar pedindo uma ajuda, entre outros. Identificar essas situações é o primeiro passo para propor alguma mudança. Saber dizer os nãos é difícil, mas é extremamente necessário em muitos casos.

Propor novos hábitos como resposta ao gatilho identificado é um passo importante. Trocar o desejo da viagem curta por outro programa de lazer mais barato para a ocasião, ainda que com a sensação de frustração desse momento, pode ser o gatilho para a geração de um hábito de uso mais consciente do dinheiro.

E mais do que propor um novo hábito, saiba reconhecer seu progresso e proponha recompensas de tempos em tempos a si mesmo. Conseguiu caminhar mais um pouco naquela meta que você se propôs? Comemore, usufrua de uma recompensa e faça dela um marco para a continuidade na perseguição dessa meta.

Bom, mas toda essa mudança de hábitos precisa de alguns alicerces para se manter de pé. Na figura apresentada, esses alicerces são a <u>Habilidade Matemática</u>, a <u>Educação Financeira</u> e a <u>Cultura do Planejamento</u>.

O primeiro deles é a habilidade matemática, que significa ter a confiança e competência para usar números e dados na vida diária e tomar boas decisões (incluindo as financeiras). Segundo pesquisa do Money Advice Service (MAS) do Reino Unido (The Money Advice Service, 2017), a habilidade numérica geral é um motivador significativo de poupar regularmente. Isso indica que uma maior habilidade na aplicação de conceitos financeiros afeta a frequência da poupança, além de prever bons resultados de capacidade financeira, como a gestão do dinheiro, economia frequente e quantidade poupada.

Por outro lado, se voltamos à pesquisa feita no Brasil pelo SPC que citamos anteriormente, somente quatro em cada dez entrevistados com mais de 60 anos dizem saber como calcular os juros de empréstimos e aplicar conceitos matemáticos no dia a dia.

E no seu caso, como anda a relação com a matemática? Pode ser válido investir um pouco de tempo aqui. Os resultados lá na frente serão seguramente melhores.

Com relação ao segundo dos alicerces citados, a educação financeira, uma grande questão se coloca: é justamente sobre os comportamentos financeiros em longo prazo, capazes de gerar maior resiliência financeira, que o nosso nível geral de conhecimento sobre temas ligados ao dinheiro mais interfere. Esses comportamentos financeiros em longo prazo, mais orientados para o futuro, envolvem planejamento e tarefas mais complexas para iniciar e são difíceis de sustentar com o tempo.

Por exemplo, ao contrário daquele alto gasto no cartão de crédito em um determinado mês, evento que ocorre no curto prazo e para o qual há uma punição imediata de se ter de abrir mão de algo ou de se pagar juros por atraso, a compra de um imóvel ou o planejamento de aposentadoria são eventos grandes. Tais eventos se realizam de maneira muito pouco frequente e, por isso, também são menos propensos a serem aprendidos no dia a dia, por meio da experiência, porque há menos *feedback* regular seguido por penalidades imediatas ou consequências adversas. Nesse sentido, é sobre esses grandes eventos que existem mais oportunidades para que um maior nível de educação financeira possa influenciar de maneira positiva. Procure ler sobre finanças, investimentos, endividamento, economia... hoje em dia existe tanto conteúdo de qualidade nessa área!

Por fim, o terceiro alicerce para uma boa mudança de hábitos é o desenvolvimento de uma cultura de planejamento. Uma pergunta rápida: você costuma gastar alguns momentos do seu mês planejando o próximo mês? Anotando o quanto espera receber naquele mês e o quanto pretende gastar?

Conhecer os usos que você dá ao seu dinheiro é fundamental para uma vida financeira saudável. Todos conhecem a palavra orçamento e seu significado. Contudo, nem todos adotam a prática de montar um orçamento com regularidade. Aqui, não falamos de um orçamento como uma prisão, algo que engessa e que não permite que eu faça nada (não é essa a ideia e isso ficará ainda mais claro ainda na próxima seção deste capítulo). Aqui nos referimos ao orçamento como uma ferramenta capaz de nos ajudar a planejar, a estabelecer uma cultura de compreensão sobre minha vida financeira, meus limites e, assim, permitir alçar voos mais altos.

Tudo isso tende a contribuir para a geração do hábito de poupança, resultando em maior resiliência financeira. E, para fechar a conversa sobre hábitos, vamos combinar que poupar constantemente é desejável, mas todos nós sabemos das dificuldades disso. Então, para começar, por que não se comprometer a poupar, mesmo que em percentuais diferentes ao longo da vida? Em alguns momentos poupando um pouquinho mais, em outros nem tanto... Diversas vezes ouvimos pessoas dizendo que acaba sobrando tão pouco que preferem gastar. Depois de falarmos tanto sobre juros e tempo nas páginas anteriores você já tem argumentos suficientes para rebater esse tipo de fala. Mas ainda pode adicionar mais um argumento: o fato de que poupar, ainda que pouco e aos poucos, pode ser o início da geração de um hábito que atua justamente na tal resiliência financeira que tanto falamos nessa parte do capítulo.

5. A VISUALIZAÇÃO DA VIDA EM DOIS TEMPOS – A AMBIDESTRIA DA VISÃO DO TEMPO NO USO DOS RECURSOS

Assim como este livro aborda a imaginação sobre o futuro saudável das pessoas, cada uma de nós frequentemente "sonha" com um futuro melhor, com um futuro que mantenha as coisas boas do presente e que traga ainda mais saúde, segurança, bons relacionamentos e energia de viver. Inclusive, é muito provável que você tenha iniciado a leitura deste livro em busca de conhecimento que o ajude a buscar esses sonhos.

Uma das principais características que distinguem os seres humanos dos outros animais é a capacidade de antecipar e imaginar o futuro, o que é uma habilidade central para a nossa cognição e bem-estar. É um processo que ajuda na tomada de decisões e pode ser um aliado no desenvolvimento de uma vida significativa, longeva e feliz.

Como nosso contexto aqui é o financeiro, podemos afirmar com certeza que a maior parte das pessoas que agora leem estas páginas já imaginaram um futuro financeiro mais próspero, sem dificuldades… ninguém vai negar que algumas vezes até nos pegamos sonhando bem alto, com bens de altíssimo valor e com uma vida para lá de cara! Quem nunca?

Tudo bem sonhar! O problema, em geral, é que temos muita dificuldade de conectar e planejar o alcance do futuro em longo prazo, mais transformador e desafiador, com o presente. Isso faz com que muitas vezes tomemos decisões que focam exclusivamente nesse futuro imaginado olhando para o curto ou o curtíssimo prazo sem nos atentarmos às consequências dessas decisões para o futuro em longo prazo. Esse processo se dá tanto por vieses de comportamento muito abordados em estudos de Finanças Comportamentais (ou Economia Comportamental), quanto por falta de conhecimento em processos de planejamento e de disciplina na execução dos planos.

Para tratar esse problema, é importante entendermos que o momento atual é sempre dividido em dois conjuntos de recursos, sejam esses recursos o tempo, a saúde, o conhecimento, os relacionamentos ou o dinheiro. Esses conjuntos são o dos recursos empregados para o presente e o dos recursos empregados para o futuro. Ou seja, como a imaginação do futuro nos faz viver a dualidade temporal (presente x futuro) no momento do agora, precisamos não só reconhecer isso, mas também organizar isso em duas "caixinhas de recursos". Não é simples, mas é uma consciência que precisamos ter.

Em consultorias empresariais, frequentemente adotamos esse conceito com uma abordagem chamada de ambidestria organizacional, que consiste na capacidade de uma organização simultaneamente ser eficiente na gestão dos negócios atuais (chamada de explotação) enquanto também é flexível e adaptável para inovar e explorar novas oportunidades que gerarão retornos lá no futuro (exploração). Repare que estamos falando em olhar ao mesmo tempo para o curto e para o longo prazo. Nas organizações há uma tensão entre esses dois processos, pois os recursos alocados para a explotação (curto prazo) não podem ser simultaneamente utilizados para a exploração (longo prazo).

Assim como ocorre nas organizações, os nossos recursos pessoais são limitados e a sua utilização para a satisfação do presente em geral concorre com a necessidade de recursos para a satisfação do futuro. Como nossos colegas autores dos outros capítulos abordam os demais tipos de recursos mencionados, neste capítulo damos ênfase aos recursos financeiros.

Como dissemos anteriormente, muitos especialistas em Finanças Pessoais sugerem que guardemos 10% dos nossos rendimentos como reserva para o futuro. Na verdade, essa regra varia entre os estudiosos da área. Muitos conhecem esse conceito por uma regra popular chamada de 70|30, que é até mais ousada do que o mencionado, pois recomenda gastarmos 70% dos nossos ganhos no presente e guardarmos 30% para o futuro. Na prática, podemos atuar com diferentes níveis de reserva ao longo do tempo (70|30, 80|20, 90|10 ou até 95|5), até porque cada um de nós tem reservas de partida e condições de contexto diversos, com diferentes níveis de renda, com diferentes custos de vida na comunidade que frequenta, com diferenças entre ter recebido ou não heranças e doações ou com diferentes variações de situações sociais ao longo da vida.

Por exemplo, é possível que pessoas com estrutura familiar de apoio consigam fazer reservas percentuais maiores no período de início da vida profissional e anterior a ter a sua própria unidade familiar, com filhos e um conjunto de despesas consequentes. Mas, independentemente das suas condições de partida e do seu momento de vida, é fundamental ter a consciência da necessidade de poupar e ter a disciplina de realizar essa poupança, ainda que haja variações significativas nos percentuais de poupança ao longo do tempo.

Vale lembrar aqui que poupar para o futuro não exige que se tenha uma vida de sofrimento no presente. Pelo contrário, essa não é nossa abordagem, como você deve ter percebido ao longo do capítulo. O momento atual pode e deve ser aproveitado. Retomando os pontos levantados no início do capítulo, a questão-chave é saber avaliar melhor e de maneira ampla as opções que temos para as escolhas que fazemos, entendendo os recursos que elas comprometem ou reservam e as suas consequências hoje e no longo prazo.

Ou seja, se por exemplo reduzir uma viagem de férias ou a quantidade de festas e jantares em restaurantes pode gerar uma reserva relevante para o futuro, avalie como ter o melhor aproveitamento na viagem curta gastando menos ou faça uma lista em ordem decrescente das festas e jantares que mais devem lhe alegrar e corte as outras. O sucesso da ambidestria está em preparar um bom futuro vivendo um ótimo presente. Para isso, organize um orçamento intencional (sim, gaste tempo com isso!). Considere o máximo possível de variáveis previsíveis e defina os patamares de recursos reservados para a poupança. Em seguida, execute-o considerando que a decisão já está tomada e não precisa (e nem deve) ser revista a cada momento.

Já pensou em poupar logo no início do mês e não esperar o mês acabar para ver se vai sobrar algo? Pois é, fazendo um planejamento e definindo que, neste mês, eu tenho o potencial de guardar R$ X, por que não já depositar isso numa aplicação desde o início do mês? Isso faz com que tenhamos de nos ater ao orçamento e viver com a diferença até o fim do mês. Isso é orçamento em ação: poupar antes de sobrar e não apenas se sobrar. Até porque, bem sabemos, à medida que o tempo passa, sempre aparece algo que tende a nos desviar do que tínhamos planejado.

Se você conseguir mudar os hábitos como propusemos anteriormente, com disciplina de execução do seu orçamento, melhorando as escolhas que trarão melhor qualidade de vida no presente, vai exercer a ambidestria e vai preparar uma ótima base de recursos para o seu envelhecimento ser mais feliz.

Retomando o conjunto dos conceitos que abordamos até aqui, imagine que você receba um bom pacote de recursos hoje (exemplo: por herança ou por algum tipo de bônus) e consiga reservar R$ 10 mil para investir. Mantendo os valores de juros propostos nos exercícios anteriores (8% ao ano), esse único valor depositado hoje valerá R$ 100.626,57 após 30 anos, por conta dos juros compostos. É um bom crescimento. Juros e tempo jogando a seu favor. Mas lembre-se que foi apenas um depósito.

Agora imagine que você ajuste os seus hábitos e após esse primeiro depósito consiga poupar o montante mensal de R$ 1.000, ao longo desses mesmos 30 anos. Neste caso, ao final do período você terá depositado R$ 370.000 (R$ 10.000 + R$ 1.000 x 360) e, após os mesmos 8% ao ano de juros, terá acumulado o incrível montante de R$ 1.509.177,16. Claro que o número R$ 1.000 é um exemplo para ilustrar o raciocínio e que o seu depósito mensal pode ser diferente disso por uma série de fatores, mas a mensagem por trás disso é o tamanho do esforço em comparação ao tamanho da recompensa. Depósito de R$ 10.000 somados a R$ 1.000 mensais geram um patrimônio aproximadamente quatro vezes maior em 30 anos. Esse é o número que temos de ficar de olho. Juros e tempo, juntos, contribuindo com seu futuro financeiro.

Vale lembrar que esse número pode ficar ainda muito maior. Isso porque, mantendo o exemplo, embora tenhamos que reconhecer que em alguns meses você possa poupar muito menos do que os R$ 1.000, em outros períodos você pode poupar muito mais. Há quem tenha o hábito de inverter a regra do 70|30 em recursos de bônus, por exemplo, transformando-a em 30|70, ou seja, gastando 30% do bônus para premiar e comemorar o seu momento atual e investindo os demais 70% para o futuro.

Pensando dessa forma, imagine se ao final de cada ano você conseguisse em um mês reservar mais R$ 5.000 e depositasse R$ 6.000 em vez dos tradicionais R$ 1.000. Nesse caso, seu saldo ao final de 30 anos ficaria em R$ 2.075.593,21.

Veja um resumo dessas simulações no gráfico a seguir (Figura 3).

Figura 3 – Simulações de evolução financeira pessoal em trinta anos

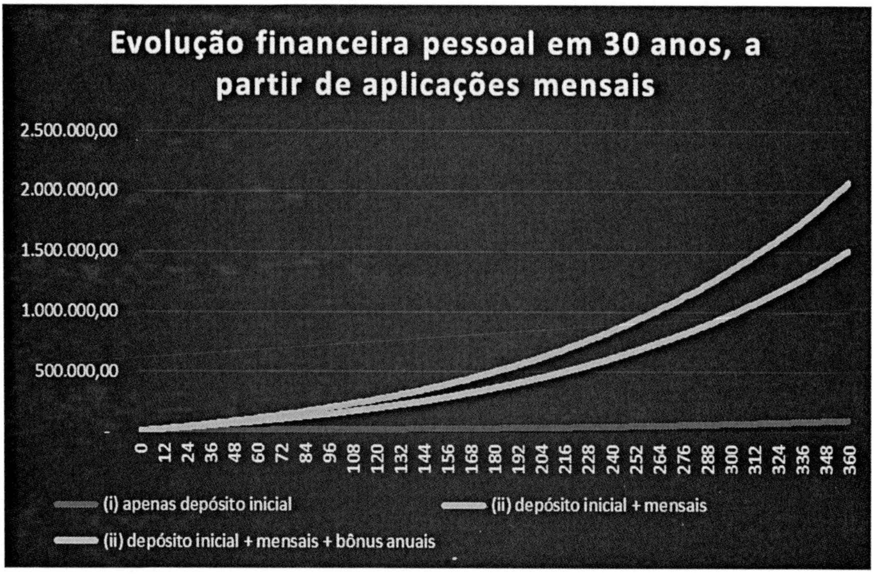

Evolução financeira pessoal em 30 anos, a partir de aplicações mensais

- (i) apenas depósito inicial
- (ii) depósito inicial + mensais
- (iii) depósito inicial + mensais + bônus anuais

Fonte: Ouchi e Soares, 2024

Repare bem no gráfico a diferença das três linhas. Cada uma equivale a um dos cenários que narramos e os resultados são muito distintos (R$ 100.626,57 x R$ 1.509.177,16 x R$ 2.075.593,21) justamente pela variação nos depósitos mensais, isto é, pela sua capacidade de viver o hoje e ainda guardar algo para o futuro.

Vale lembrar ainda que após esses 30 anos de reserva, considerando o caso (iii) depósito inicial + mensais + bônus anuais, o rendimento mensal esperado do montante de R$ 2.075.593,21 será de R$ 13.354,43 (mantidos os juros anuais de 8%). Isso significa dizer que caso os depósitos sejam interrompidos após esse período e você queira usufruir da renda desse capital investido, terá uma renda que hoje equivale a algo próximo ao dobro da aposentadoria máxima do INSS, considerando as regras atuais da legislação.

Por fim, podemos sintetizar não apenas o que mostra essa imagem, mas toda a mensagem do capítulo por meio de dois conceitos: resiliência financeira e ambidestria. Enquanto a resiliência financeira – o nível total de economia somado à capacidade de enfrentar situações inesperadas – deve ser o objetivo de cada um de nós na busca pela vitalidade financeira, é a ambidestria – a capacidade de viver o presente e o futuro ao mesmo tempo (sem deixar de viver bem o presente!) – que será sua maior aliada nesse processo.

Essa integração e coesão entre presente e futuro se dá em um cenário que deve prezar pela análise de nossas escolhas e pela consciência de seus desdobramentos. Alguns mecanismos para lidar com esse dilema foram trazidos aqui ao longo do capítulo. E, com eles, votos de saúde e prosperidade financeira.

LEITURAS RECOMENDADAS

AMURI, E. *Dinheiro sem medo*. São Paulo: Saraiva, 2017.

ARIELY, D.; KREISLER, J. *A psicologia do dinheiro*. Rio de Janeiro: Sextante, 2019.

ARMSTRONG, J. *Como se preocupar menos com o dinheiro*. Rio de Janeiro: Objetiva, 2012.

GODOY, T. *Emoções financeiras:* um guia para transformar a sua relação com o dinheiro em liberdade. São Paulo: Gente, 2023.

SOARES, F. P.; ALVIM, M. A. *Lar S.A.*: você e sua família na rota da prosperidade. São Paulo: Saraiva, 2007.

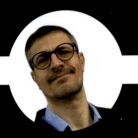
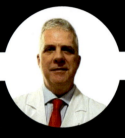

CAPÍTULO 10

Eduardo Branco de Sousa, PhD
Vinicius Schott Gameiro, PhD

VOCÊ TEM DORES ARTICULARES? ESTRATÉGIAS PARA O ENVELHECIMENTO ATIVO E SAUDÁVEL

1. INTRODUÇÃO

Você tem dores articulares? Toda pessoa adulta já experimentou dor em alguma articulação durante a vida. Seja após um pequeno trauma, após pisar de mau jeito saindo do transporte público ou tropeçando no meio-fio. Esse tipo de dor geralmente é de curta duração e melhora com repouso, gelo ou um analgésico simples. O problema é aquela dor que acorda com você e o impede de realizar suas atividades do dia a dia, seu trabalho, seu lazer ou seu tempo com a família. Esse tipo de dor fica mais comum conforme vamos envelhecendo. Mas será que envelhecer é sinônimo de viver com dor nas articulações? Será que podemos fazer algo para evitar essas dores ou estamos condenados a viver com dor no momento da vida em que geralmente estamos no auge da vida profissional ou nos preparando para aproveitar a aposentadoria depois de anos de trabalho?

Neste capítulo vamos conhecer como o envelhecimento afeta o sistema musculoesquelético e como podemos agir para evitar os efeitos negativos das doenças que comprometem o seu funcionamento nessa fase da vida.

2. O PROCESSO DE ENVELHECIMENTO

O envelhecimento envolve a redução gradual do funcionamento e equilíbrio dos sistemas corporais que culmina no mau funcionamento de tecidos, falência de órgãos e, em última instancia, na morte do organismo. É um fator de risco para diversas doenças, como cardiovasculares, metabólicas, musculoesqueléticas e neurodegenerativas, além do desenvolvimento de tumores malignos.

As alterações que resultam do processo de envelhecimento incluem o sistema musculoesquelético. Algumas dessas alterações chamamos de primárias, ou seja, alterações que são relacionadas à degradação de funções do organismo independente do estilo de vida do indivíduo, enquanto as que chamamos de secundárias são aquelas provocadas adicionalmente por doenças, pelo ambiente ou pelo estilo de vida de cada um. Essas alterações afetam a função global e as habilidades, prejudicando, por fim, a independência e a qualidade de vida.

3. ENVELHECIMENTO E MOBILIDADE

A mobilidade é a capacidade de se deslocar com facilidade e sem restrições no ambiente, e a incapacidade de se locomover é um fator de perda da independência. O equilíbrio é a capacidade de manter uma postura ereta e manter o balanço, enquanto a locomoção é a habilidade de iniciar e manter passos ritmados. Ambos constituem os componentes essenciais para a capacidade de um indivíduo andar.

A marcha humana envolve o deslocamento gerado pelo uso dos membros inferiores, sendo uma atividade bípede que desloca o centro de gravidade do corpo para a frente. É uma ação complexa que envolve uma série movimentos ritmados e alternados do tronco e dos membros com objetivo de realizar movimentação com o menor gasto energético por meio de um padrão sincronizado de movimentos na pelve, quadril, joelho, tornozelo e pé.

Com o envelhecimento, ocorre redução no controle do equilíbrio e da marcha por mudanças no controle dos sistemas motor, sensorial, neural e da função cognitiva, levando a impedimentos na realização de tarefas como subir e descer escadas e de se levantar a partir da posição sentada. Desse modo, pessoas mais velhas com pior equilíbrio e marcha apresentam redução nos níveis de atividade física, menor independência e pior qualidade de vida. Estudos estimam que 35% das pessoas com mais de 70 anos apresentam alterações da marcha, embora 85% daqueles com 60 anos e 20% daqueles com mais de 85 anos ainda possam andar normalmente.

A atividade física rotineira corresponde a 15-30% do gasto energético diário de adultos, sendo a deambulação a atividade mais realizada pela maioria das pessoas. O custo energético para deambulação em idosos é maior em comparação aos adultos jovens e esse custo tem sido associado a piora da função em adultos com problemas de mobilidade. Alterações na postura, como o aumento na flexão do tronco, também contribuem para o aumento do custo energético. Outro fator associado ao aumento do custo energético em idosos é a transferência da confiança para a musculatura do quadril na deambulação, em vez do tornozelo como ocorre nos adultos jovens.

A redução da velocidade da marcha é outro fator usado para avaliar a piora da mobilidade, uma vez que tem sido relacionada ao maior risco de mortalidade, de hospitalização, de realização de atividades da vida diária e do risco de quedas. A velocidade da marcha, quando inferior a 1,0 m/s, é considerada anormal; quando inferior a 0,8 m/s, prejudica a capacidade de deambulação na comunidade; e quando igual ou menor que 0,4 m/s, caracteriza pessoas com incapacidade para atividades básicas da vida diária.

O envelhecimento reduz a estabilidade postural, além de prejudicar o planejamento do movimento voluntário e afetar negativamente a resposta do organismo. Essas alterações são vistas mais comumente após a 6.ª década de vida, mas podem já começar a partir da 4.ª década. As alterações físicas começam lentamente e se aceleram após os 60 anos, principalmente em mulheres. Os fatores contribuintes são multifatoriais e envolvem redução da massa muscular esquelética, perda de peso, fragilidade do tecido conectivo, redução na força muscular e mudanças nos ligamentos e cartilagem articular.

O medo de cair é outro fator relacionado a problemas de mobilidade, afetando a vida social por prejudicar a autoconfiança na capacidade de andar de modo seguro. Esse medo afeta a qualidade de vida ao limitar a mobilidade, as interações sociais, o senso de bem-estar e a qualidade de vida.

4. ENVELHECIMENTO E SINAIS DE ALERTA

A dor articular é uma das principais queixas da população idosa, mas na verdade pode ser só a ponta do *iceberg* da disfunção do sistema musculoesquelético. A articulação é uma região complexa do corpo humano, sendo composta por tecidos com funções diferentes trabalhando em conjunto com o objetivo de ajudar no movimento do corpo. Quando pensamos na articulação, também chamada de junta, a primeira coisa que pensamos é na cartilagem, pois é comum o conhecimento de que o seu desgaste leva à artrose (atualmente chamada de osteoartrite). Porém, a articulação também apresenta ligamentos, que ajudam na sua estabilização; tendões, que transmitem as forças geradas pelos músculos para gerar o movimento; a cápsula, que envolve a articulação e que forma o espaço articular; o líquido sinovial, responsável pela lubrificação da articulação; e o osso, que dá suporte a todas essas estruturas. Dependendo da articulação, ainda existem outros componentes que fazem parte desse complexo sistema, como é o caso dos meniscos no joelho. Com o envelhecimento, todas essas estruturas irão sofrer algum desgaste em maior ou menor grau, de acordo com o estilo de vida e de outras doenças que o indivíduo apresente. A Figura 1 demonstra um desvio no membro inferior esquerdo de um idoso, assimétrico, sendo característico de osteoartrite. Esse é um importante sinal de alerta para procura de assistência médica.

Figura 1 – Paciente com história de dor persistente nos joelhos. Apresenta desvio assimétrico, maior à esquerda, um sinal de alerta para gravidade

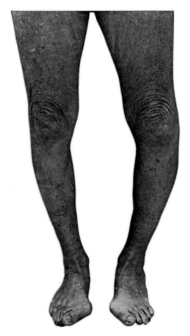

Fonte: Sousa e Gameiro, 2024

Apesar de o processo de envelhecimento ser um processo natural do organismo, é considerado fator de risco para diversas doenças que reduzem a qualidade de vida ou ainda aumentam o risco de mortalidade em idosos. A osteoartrite é uma doença degenerativa caracterizada por dor crônica e perda da mobilidade, sendo a causa mais comum de artrite e com perspectiva de aumento na população devido ao envelhecimento e crescimento nas taxas de obesidade. Já a osteoporose, a sarcopenia e a obesidade têm sido cada vez mais estudadas por estarem associadas à síndrome de fragilidade, que tem grande impacto na mortalidade de pessoas idosas.

O envelhecimento está associado a uma redução da densidade óssea que varia entre 1% e 3% ao ano, além de redução na estatura e aumento no risco de osteoporose, uma doença caracterizada pela perda de massa óssea e por alterações na microestrutura do osso. A osteoporose não causa dor. Geralmente a doença é descoberta em exames de rotina ou quando o paciente apresenta alguma fratura após um trauma de pequena intensidade que não geraria fratura em indivíduos com osso normal.

Pessoas com osteoporose apresentam maior risco de fraturas, o que leva ao prejuízo das atividades da vida diária e ao aumento no risco de morte, além de sobrecarga dos sistemas de saúde. A fratura do colo do fêmur é o tipo mais comum relacionado à osteoporose e está associado à grande taxa de mortalidade na população.

Alguns estudos indicam que 19,7% da população mundial apresenta osteoporose, sendo a maioria residente dos países em desenvolvimento. A osteoporose se apresenta principalmente nas formas decorrentes do período pós menopausa, por isso é tão importante que as mulheres façam avaliações periódicas para realização de densitometria óssea, exame realizado na investigação da osteoporose. Já a osteoporose masculina não é tão comum. Doenças como a artrite reumatoide, o diabetes *mellitus*, a doença renal crônica, as doenças hepáticas, o alcoolismo e os distúrbios endócrinos ou nutricionais, assim como o uso de medicações como corticoides ou a imobilidade, também causam osteoporose, devendo os pacientes que se tratam para essas doenças também fazerem avaliações da densidade óssea periodicamente independentemente da idade e do sexo. A associação entre osteoporose e osteoartrite tem sido cada vez mais relatada e estudada, de modo que a presença de osteoporose deve ser investigada nesses pacientes.

O envelhecimento também está associado à perda progressiva de massa e força muscular, chamada de sarcopenia, que ocasiona incapacidade física, baixa qualidade de vida, fragilidade, risco aumentado de fraturas e mortalidade. Na ausência de atividade física, a massa muscular diminui por volta de 3% a 8% por década após os 30 anos, com maior redução após os 60 anos, chegando a 15% após os 70 anos. O envelhecimento leva ainda à alteração da composição muscular, com infiltração gordurosa nos tecidos musculares, causando redução da flexibilidade, aumento da rigidez articular e perda progressiva do equilíbrio corporal, levando a um aumento no risco de quedas em idosos.

A sarcopenia e a obesidade parecem ter origem em causas e mecanismos comuns, já tendo sido demonstrado que o aumento na gordura visceral leva à redução na massa muscular. Já a obesidade sarcopênica envolve a ocorrência simultânea de obesidade e sarcopenia, caracterizando-se pela redução da massa muscular, da força e da função física associadas a um aumento no tecido gorduroso (adiposo). Além disso, a obesidade sarcopênica tem um grande efeito sobre desordens metabólicas, doenças cardiovasculares, risco aumentado de osteopenia, osteoporose, fraturas, quedas e mortalidade do que a obesidade e a sarcopenia separadamente.

A síndrome de fragilidade é uma condição física na qual ocorre perda gradual e progressiva da função ou das reservas de múltiplos sistemas corporais causando aumento da vulnerabilidade ou incapacidade de manter ou recuperar seu equilíbrio após um evento desestabilizador como febre, infecção, quedas ou alterações devido ao uso de medicamentos. Caracteriza--se por perda de peso, sarcopenia, osteoporose, declínio da atividade física, redução do equilíbrio e velocidade da marcha, redução da função cognitiva e estado nutricional alterado. Deste modo, determina um alto risco para redução das atividades da vida diária, doenças cardiovasculares, câncer, quedas, mobilidade limitada e aumento no risco de hospitalização e mortalidade. A prevalência de fragilidade na população brasileira foi avaliada em 15,6% pelo Estudo Longitudinal da Saúde dos Idosos Brasileiros (ELSI), patrocinado pelo Ministério da Saúde. Outro estudo publicado por esse grupo identificou menor presença de fragilidade nos homens do que nas mulheres, sendo o baixo nível de atividade física e a baixa escolaridade fatores associados à presença de fragilidade. Dados do estudo ELSI estimam em 25% a prevalência de quedas em domicílios urbanos no Brasil.

5. ENVELHECIMENTO E OSTEOARTRITE

A osteoartrite, também conhecida como artrose, atinge cerca de 528 milhões de pessoas em todo o mundo, em torno de 10% dos homens e 18% das mulheres com idade acima de 60 anos, sendo considerada a 15.ª principal causa de anos vividos com incapacidade.

A osteoartrite é uma doença crônica e degenerativa que atinge as articulações. Por muito tempo, sua origem esteve associada somente ao desgaste provocado pelo aumento da carga sobre a articulação devido ao peso corporal e/ou por esforços físicos. Hoje sabemos que essa doença é muito mais complexa e que tem vários fatores de risco como antecedentes familiares (genética), processo de envelhecimento, metabolismo corporal e inflamação (obesidade, hipertensão arterial e síndrome metabólica), densidade mineral óssea, força e massa muscular, anormalidades no formato da articulação, nível de atividade física e ocupacional, dentre outros.

O aumento das forças sobre um determinado local da articulação, seja por anormalidades no seu formato ou pelo aumento da carga devido à prática de esportes ou pela obesidade, leva à liberação de substâncias inflamatórias pelo organismo que geram danos na articulação. A inflamação articular pode ser desencadeada por fragmentos de cartilagem derivados de traumatismos ou por mediadores inflamatórios presentes na circulação, gerando dor e ajudando a perpetuar o desgaste articular. Além disso, os eventos inflamatórios nos tecidos articulares também podem se refletir fora da articulação, num processo chamado inflamação sistêmica de baixo grau, comum a outras doenças como a hipertensão, o diabetes, a dislipidemia e a obesidade. Mais recentemente, a alteração do perfil da microbiota intestinal também tem sido associada com o processo de desgaste articular, por meio da excessiva porosidade da barreira intestinal, o que levaria a um vazamento da microbiota intestinal e consequente ativação do sistema imunológico e inflamação.

A obesidade é o fator de risco prevenível mais prevalente da osteoartrite, seja pelo desgaste associado ao uso da articulação, seja por fatores relacionados à inflamação articular. O aumento de uma unidade do índice de massa corporal (IMC) quando acima de 27 kg/m^2 está associado com um aumento de 15% no risco de osteoartrite do joelho. Aliás, o joelho é a articulação mais suscetível aos efeitos da obesidade.

6. ENVELHECIMENTO OSTEOARTICULAR SAUDÁVEL É POSSÍVEL?

Uma vez que o envelhecimento osteoarticular está associado a diversos fatores, as atitudes para minimizar o seu impacto também devem se basear em um conjunto de ações.

A educação é o pilar dessas ações, ajudando a reduzir a ansiedade do paciente com essas mudanças e, ao mesmo tempo, tornando o indivíduo mais proativo no processo. É essencial encorajar a participação em programas de autocuidado, estimular modificações no estilo de vida que contribuem para a gênese de doenças como a osteoartrite, além de estimular adesão ao tratamento pela informação dos seus objetivos. Outro ponto que deve ser ressaltado é a importância de educar familiares e equipe de saúde envolvida em relação à organização do cuidado e orientação quanto às intervenções indicadas de acordo com as melhores evidências disponíveis.

O controle da obesidade também é uma das medidas importantes na promoção do envelhecimento osteoarticular saudável. A perda de peso deve ser estimulada em pessoas com índice de massa corporal acima de 25 kg/m^2 e com osteoartrite. Nesse sentido, programas que permitam a redução de 5% do peso em 20 semanas são os mais efetivos.

O exercício de força é uma das medidas que ajudam a contrabalançar os efeitos deletérios do envelhecimento, incluindo controle da glicemia, melhora do perfil lipídico, redução da pressão arterial, melhora da função cognitiva, redução da dor articular, aumento da força e massa muscular, redução da gordura corporal, aumento da massa óssea e redução do risco de queda. Devem ser encorajados exercícios de baixo impacto, como treinamento de mobilidade ou hidroginástica. Nesse contexto, os exercícios para fortalecimento dos músculos da coxa são importantes no controle da estabilidade. Os participantes devem ser encorajados a fazerem a autogestão da atividade física em geral e os programas devem ser individualizados e ajustados ao seu perfil. A Organização Mundial da Saúde (OMS) recomenda que indivíduos saudáveis deveriam praticar duas horas de atividade física moderada por semana ou 20 minutos por dia de qualquer atividade física, como um breve passeio.

No caso da sarcopenia, a prática de exercícios deve ser estimulada na meia-idade para reduzir a perda óssea e muscular em adultos e idosos. Nesse sentido, as intervenções nutricionais também são de extrema importância, atuando de modo sinérgico.

Os exercícios aquáticos, como a hidroginástica e a hidroterapia, promovem o fortalecimento muscular dinâmico e a mobilização ativa da articulação. Além disso, a realização dos exercícios na água permite a redução do estresse nas articulações, ossos e músculos, o que pode ser potencializado quando a temperatura da água está entre 34 °C e 37 °C, promovendo relaxamento muscular, redução da pressão arterial e um efeito sedativo nas terminações nervosas.

Muletas e bengalas ajudam no alívio da dor e na deambulação, embora muitas vezes seu uso seja limitado pela vergonha. O uso desses dispositivos deve ser estimulado principalmente nas pessoas com dificuldades para andar pela dor ou por desequilíbrio gerado por alterações articulares ou musculares.

Exercícios para mente e corpo, como a ioga e o *tai chi chuan*, que combinam atividade física, foco mental e respiração controlada também têm sido recomendados devido ao seu potencial no controle da dor e melhora da função da articulação. A acupuntura também tem sido muito utilizada no controle da dor em pacientes com osteoartrite. Entretanto, embora essas modalidades de tratamento sejam muito usadas e estudadas, a qualidade dos estudos científicos é baixa e seu uso se baseia na experiência individual de cada profissional.

7. DEPOIMENTOS OU HISTÓRIAS INSPIRADORAS DA SUA PRÁTICA MÉDICA

No período de 2014 a 2023, tive a oportunidade de participar de uma iniciativa pioneira no Instituto Nacional de Traumatologia (INTO), denominada Programa de Acompanhamento e Tratamento da Osteoartrite (Pacto). O objetivo do Pacto era criar um ambulatório multidisciplinar especializado no tratamento conservador da osteoartrite do joelho, buscando melhorar o atendimento desses pacientes. Devido à carência de recursos humanos, o ambulatório permaneceu durante a sua existência apenas prestando atendimento médico ortopédico, sendo os demais encaminhamentos que necessitariam da equipe multidisciplinar dependentes da rede de atenção à saúde dos municípios em que os pacientes residiam. Obviamente isso levou a diversas limitações, pois verificamos que o acesso a determinados serviços era diferente a depender da cidade de origem, embora restrito em todas elas. A grande vantagem do programa era o atendimento médico semestral e o acesso à medicação fornecida pelo INTO, na maior parte do tempo em que o programa existiu. O programa permitiu ainda o desenvolvimento de algumas pesquisas envolvendo o tratamento da osteoartrite do joelho e também o estudo do perfil do paciente atendido.

Recentemente publicamos um trabalho reunindo a análise do perfil dos pacientes atendidos pelo programa. Devido ao fato de o INTO atender pessoas de todo o estado do Rio de Janeiro, esse projeto forneceu um panorama para implementação de políticas públicas de saúde, visando atender essa população específica. O estudo demonstrou que maioria dos pacientes em tratamento não operatório da osteoartrite do joelho era do sexo feminino, com obesidade leve ou sobrepeso, com idade superior a 60 anos e com gravidade moderada da doença.

Apesar de serem dados simples e a princípio previsíveis, demonstram a necessidade de se investir no tratamento da obesidade e estimular a prática de exercícios para tratamento dessa doença. Outro fator que chama atenção é a preponderância do sexo feminino, indicando a baixa procura por tratamento pelos homens. Por fim, o fato de a maioria dos pacientes apresentarem a doença no grau moderado sugere uma demora no diagnóstico, na procura ou ainda no acesso ao tratamento.

A grande lição aprendida no programa foi a necessidade de investir no acesso a programas de atividade física, apoio nutricional e educação dos pacientes a respeito de medidas a serem adotadas no dia a dia, prevenindo ou retardando o aparecimento precoce da doença.

8. O QUE PODEMOS APRENDER COM OS PAÍSES ONDE A POPULAÇÃO JÁ ENVELHECEU

A população mundial está envelhecendo, podendo chegar a 2 bilhões de pessoas com idade superior a 60 anos em 2050, processo associado ao aumento da expectativa de vida da população. Entretanto, esse aumento na expectativa de vida não está necessariamente associado à melhora na qualidade de vida, gerando muitas vezes problemas de saúde com impactos sociais e econômicos para o indivíduo e para a comunidade.

A OMS denominou a década de 2021 a 2030 como a Década do Envelhecimento Saudável e tem encorajado cidades a adotar abordagens na saúde das pessoas idosas, em contraposição ao foco tradicional na doença ou na dependência. Essa abordagem visa evitar uma quarta idade de dependência e decrepitude pela expansão da terceira idade. Além disso, cinco objetivos estratégicos foram identificados para um mundo em que todos têm a oportunidade de viver uma vida longa e saudável: 1) compromisso com o envelhecimento saudável em todos os países; 2) criar e desenvolver ambientes amigáveis para pessoas idosas; 3) alinhar todos os sistemas de saúde para as necessidades das pessoas idosas; 4) criar sistemas confiáveis e apropriados para cuidados em longo prazo (residencial, comunitário e institucional) para os idosos; e 5) melhorar o monitoramento e o estudo do tema envelhecimento saudável.

Na Europa, a Sociedade Europeia para os Aspectos Clínicos e Econômicos da Osteoporose, Osteoartrite e Doenças Musculoesqueléticas (Esceo) publicou em 2019 um documento contendo uma série de orientações incluindo educação, controle do peso, exercícios e tratamento com remédios para a osteoartrite e osteoporose. No caso da sarcopenia, recomenda-se que o tratamento deve ser centrado no paciente e suas necessidades incluindo exercícios com ou sem modificações na dieta.

Na China, conhecida por ser um país populoso, a preocupação com o envelhecimento populacional também é crescente e diversas medidas têm sido tomadas buscando reduzir o impacto das doenças relacionadas ao envelhecimento. Em relação à osteoartrite, grandes esforços foram empregados na prevenção da doença e diretrizes de tratamento atualizadas com princípios de acordo com a gravidade da doença, idade, sexo, peso, fatores de risco individuais e localização. Tratamentos utilizando princípios de medicina regenerativa e da medicina tradicional chinesa também têm sido avaliados. Quanto à sarcopenia, tem sido incentivada a prática de atividades físicas e a suplementação alimentar, de acordo com as necessidades nutricionais. Finalmente, em relação à osteoporose, os guias de identificação e tratamento da doença se mostram insuficientes e os estudos mostram que a maioria da população chinesa faz uso de doses de vitamina D e cálcio abaixo das necessidades.

O sistema osteomuscular, muitas vezes pouco valorizado, é fundamental para sua independência e autonomia. A longevitalidade é uma conquista alcançada ativamente e a sua participação é indispensável para receber esse prêmio.

LEITURAS RECOMENDADAS

ALLEN, K. D.; THOMA, L. M.; GOLIGHTLY, Y. M. Epidemiology of osteoarthritis. *Osteoarthritis and Cartilage*, v. 30, n. 2, p. 184-95, fev. 2022.

BATUSHANSKY, A.; ZHU, S.; KOMARAVOLU, R. K.; SOUTH, S.; MEHTA-D'SOUZA, P.; GRIFFIN, T. M. Fundamentals of OA. An initiative of osteoarthritis and cartilage. Obesity and metabolic factors in OA. *Osteoarthritis and Cartilage*, v. 30, n. 4, p. 501-15, abr. 2022.

BERENBAUM, F. Osteoarthritis as an inflammatory disease (osteoarthritis is not osteoarthrosis!). *Osteoarthritis Cartilage*, v. 21, n. 1, p. 16-21, jan. 2013.

BOYER, K. A.; HAYES, K. L.; UMBERGER, B. R.; ADAMCZYK, P. G.; BEAN, J. F.; BRACH, J. S. *et al*. Age-related changes in gait biomechanics and their impact on the metabolic cost of walking: Report from a National Institute on Aging workshop. *Experimental Gerontology*, v. 173, v. 112102, mar. 2023.

D'ONOFRIO, G.; KIRSCHNER, J.; PRATHER, H.; GOLDMAN, D.; ROZANSKI, A. musculoskeletal exercise: its role in promoting health and longevity. *Progress in Cardiovascular Diseases*, v. 77, p. 25-36, mar. 2023.

FELSON, D. T. Osteoarthritis as a disease of mechanics. *Osteoarthritis and Cartilage*, v. 21, n. 1, p. 10-5, jan. 2013.

GIACOSA, A.; BARRILE, G. C.; MANSUETO, F.; RONDANELLI, M. The nutritional support to prevent sarcopenia in the elderly. *Front Nutr.*, v. 11, n. 1379814, 9 maio 2024.

LEIFER, V. P.; KATZ, J. N.; LOSINA, E. The burden of OA-health services and economics. *Osteoarthritis and Cartilage*, v. 30, n. 1, p. 10-6, jan. 2022.

RUDNICKA, E.; NAPIERAŁA, P.; PODFIGURNA, A.; MĘCZEKALSKI, B.; SMOLARCZYK, R.; GRYMOWICZ, M. The World Health Organization (WHO) approach to healthy ageing. *Maturitas*, v. 139, p. 6-11, set. 2020.

SPANOUDAKI, M.; GIAGINIS, C.; MENTZELOU, M.; BISBINAS, A.; SOLOVOS, E.; PAPADOPOULOS, K. *et al*. Sarcopenia and sarcopenic obesity and osteoarthritis: a discussion among muscles, fat, bones, and aging. *Life*, v. 13, n. 6, p. 1.242, 24 maio 2023.

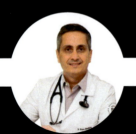

EPÍLOGO

Bruno Santana Bandeira, MD

CONVITE PARA UMA VIDA PLENA

Envelhecer não é uma certeza, mas um prêmio — uma possibilidade única de viver plenamente e transmitir sabedoria em um momento de transformações profundas. Este livro nos convida a enxergar o envelhecimento como um território de oportunidades em que saúde, propósito e conexão se tornam os alicerces da vida plena.

Como médico cardiologista tenho o privilégio diário de acompanhar pacientes em suas escolhas de cuidado e prevenção. Desde o jovem que abandona o tabagismo, transformando sua saúde cardiovascular, até o idoso que descobre na atividade física a energia para brincar com os netos, cada decisão é um passo em direção ao envelhecimento saudável. Essas escolhas refletem coragem e propósito, mostrando que envelhecer bem não é obra do acaso, mas um compromisso diário com a própria história.

O filósofo Mário Sérgio Cortella nos lembra que esperança não é apenas esperar, mas agir. É o movimento que transforma nossas circunstâncias em oportunidades. Pequenos gestos como uma caminhada, uma conversa sincera ou uma alimentação consciente têm o poder de ressignificar experiências, promover conexões e abrir caminhos para o bem-estar.

As histórias inspiradoras contidas no livro, como as de Cora e Maria, demonstraram que nunca é tarde para abraçar o protagonismo da própria vida. Envelhecer com vitalidade é um processo ativo, que envolve corpo e mente, sustentados pelas relações humanas e pelo cuidado contínuo.

Agora, cabe a você, leitor, refletir e agir. Quais reflexões este livro despertou em você? Quais pequenas mudanças você pode implementar para construir um futuro mais pleno? Lembrem-se: o conhecimento sem a ação vale tanto quanto o desconhecimento. O verdadeiro poder do saber está em aplicá-lo, transformando intenções em atitudes.

Longevidade não é apenas sobre o tempo que vivemos, mas sobre a qualidade desse tempo. Envelhecer é um prêmio a ser celebrado, uma oportunidade de cuidar de si, de compartilhar o que se aprendeu e de se reinventar em tempos de mudança. Escolha a partir de hoje cultivar sua vitalidade, tornando-se o protagonista da sua história e construindo uma vida marcada por saúde, propósito e esperança.

SOBRE OS(AS) AUTORES(AS)

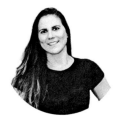

Amanda Leal de Souza

Graduada em Educação Física pela Universidade Federal do Rio de Janeiro (UFRJ). Pós-graduada em Fisiologia do Exercício pela Universidade Gama Filho (UGF). Pós-graduada em Bases Fisiológicas do Treinamento Personalizado, Nutrição Esportiva e Medicina Avançada pelo Instituto Inades. Clínica Sportmed – Medicina esportiva integrada e saúde.

Contatos:
amandalealpersonal@gmail.com
@_sportmed
Orcid: 0009-0005-5877-5612

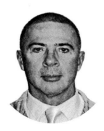

Antônio Henrique Nunes Ribeiro

Graduado em Medicina pela Universidade Severino Sombra, Vassouras, RJ. Especialista em Medicina do Exercício e do Esporte e Endocrinologia pelo Instituto HZM. Doutor em Educação pela Universidade Católica de Petrópolis (UCP). Diretor médico da Sportmed – Medicina esportiva integrada e saúde.

Contatos:
antoniohribeiro@outlook.com
@_sportmed
Orcid: 0009-0007-7475-6782

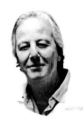

Beni Olej

Graduado em Medicina pela Universidade Federal Fluminense (UFF). Especialista em Pesquisa Clínica pelo Hospital Alemão Oswaldo Cruz. Doutor em Química Biológica pela Universidade Federal do Rio de Janeiro (UFRJ). Professor titular de Imunopatologia pela Faculdade de Medicina na UFF.

Contatos:

beniolej@id.uff.br

Orcid: 0000-0002-0067-983X

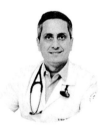

Bruno Santana Bandeira

Graduado em Medicina pela Universidade Federal do Estado do Rio (UniRio). Especialista em Cardiologia pela Universidade Federal do Rio de Janeiro (UFRJ). Presidente da Regional Serrana da Sociedade de Cardiologia do Rio de Janeiro (Socerj). Professor da disciplina de clínica médica, Centro Universitário Arthur Sá Earp Neto (Unifase/FMP)

Contatos:

brunobandeiramd@gmail.com

@brunobandeira

Orcid: 0000-0002-5532-0736

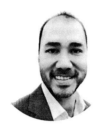

Carlos Hiroshi Cortes Ouchi

Graduado em Administração pela Universidade Federal de Juiz de Fora (UFJF). Mestre em Administração pelo Instituto de Pós-Graduação e Pesquisa em Administração (Coppead), Universidade Federal do Rio de Janeiro (UFRJ). Professor associado de estratégia financeira na Fundação Dom Cabral (FDC). Sócio consultor da STRATVA consultoria.

Contatos:

hiroshi.c.ouchi@gmail.com

Orcid: 0009-0003-9163-9458

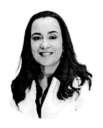

Cássia Ramos Coelho Bolpato Loures

Graduada em Medicina pelo Centro Universitário Arthur Sá Earp Neto/Faculdade de Medicina de Petrópolis (Unifase/FMP). Especialista em Dermatologia pela Sociedade Brasileira de Dermatologia (SBD). Professora convidada de Tricologia do Departamento de Dermatologia, Faculdade de Medicina, Universidade Federal do Rio de Janeiro (UFRJ). Diretora da Clínica MediCenter, em Petrópolis, RJ.

Contatos:

cassiabolpato@gmail.com

@medicenterpetropolis

Orcid: 0000-0002-8370-2686

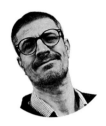

Eduardo Branco de Sousa

Graduado em Medicina pela Universidade Federal Fluminense (UFF). Especialista em Ortopedia e Traumatologia pelo Hospital Central da Polícia Militar do Rio de Janeiro. Doutor em Ciências Morfológicas pela Universidade Federal do Rio de Janeiro (UFRJ). Professor adjunto de Ortopedia da Faculdade de Medicina da UFF.

Contatos:
eduardobsousa@globo.com
@dreduardobranco.joelho
Orcid: 0000-0001-8577-6403

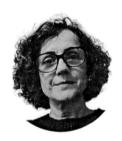

Fabíola Ramos Silva

Graduada em Arquitetura e Urbanismo pela Faculdade de Barra do Piraí. Especialista em Planejamento Urbano pela Universidade Federal do Rio de Janeiro (UFRJ). Ex-diretora da EFE Arquitetos, JF.

Contatos:
fabiolaramos@terra.com.br
@efearquitetos
Orcid: 0009-0006-6574-3245

SOBRE OS(AS) AUTORES(AS)

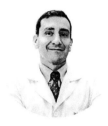

Fabrício Bolpato Loures

Graduado em Medicina pela Universidade Federal de Juiz de Fora (UFJF). Especialista em Ortopedia e Traumatologia pelo Centro Ortopédico Professor Donato D'Ângelo. Doutor em Ciências Médicas pela Universidade Federal Fluminense (UFF) e cirurgião do joelho no Hospital Universitário Pedro Ernesto, Universidade do Estado do Rio de Janeiro (UERJ). Diretor da Clínica MediCenter, em Petrópolis, RJ.

Contatos:

fbolpato@gmail.com

www.medicenterpetropolis.com.br

@fbolpato

Orcid: 0000-0001-9816-6065

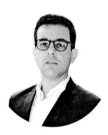

Fabrício Pereira Soares

Graduado em Administração pela Universidade Federal de Juiz de Fora (UFJF). Especialista em Gestão Financeira pela UFJF. Doutor em Ciências Sociais pela Pontifícia Universidade Católica do Rio de Janeiro (PUC/RJ). Professor adjunto do Departamento de Finanças e Controladoria da UFJF.

Contatos:

fabriciopsoares@gmail.com

@fabriciopsoares

Orcid: 0000-0001-9008-8760

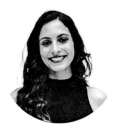

Fernanda Fernandes Guerra

Graduada em Nutrição pelo Centro Universitário Arthur Sá Earp Neto (Unifase). Nutricionista clínica na MediCenter e na Academia Aeróbica.

Contatos:
feguerranutri@gmail.com
@fegueranutri
Orcid: 0009-0000-0549-8475

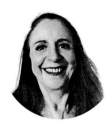

Helena Müller

Graduada em Psicologia pela Universidade Federal do Rio de Janeiro (UFRJ). Especialista em Abordagem Psicológica do Paciente Obeso. Mestre em Psicologia pela UFRJ.

Contatos:
hmullerobesidade@gmail.com
@helenamullermuller
Orcid: 0009-0006-8365-262X

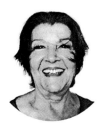
Joséria Lacerda Goldfeld

Graduada em Psicologia pela Universidade Santa Úrsula, RJ. Especialista em Psicogeriatria – Centro de doenças de Alzheimer, Universidade Federal do Rio de Janeiro (UFRJ).
Contatos:
joserialacerdagoldfeld@gmail.com
Orcid: 0009-0004-9190-2903

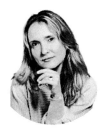
Mariana Silveira de Oliveira

Graduada em Medicina pelo Centro Universitário Arthur Sá Earp Neto/Faculdade de Medicina de Petrópolis (Unifase/FMP). Especialista em Geriatria pela Universidade do Estado do Rio de Janeiro (UERJ). Diretora da Clínica Voana, em Petrópolis, RJ.
Contatos:
marianasilveira.geri@gmail.com
@marianasilveira.geriatria
Orcid: 0009-0008-9694-5821

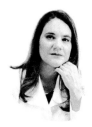

Regina Lúcia Barbosa Santos

Graduada em Medicina pela Universidade Federal do Rio de Janeiro (UFRJ). Especialista em Dermatologia pela UFRJ. Professora convidada de Tricologia do Departamento de Dermatologia da Faculdade de Medicina, UFRJ. Diretora médica do Instituto de Dermatologia Capilar (IDC), Itaipava, Petrópolis/RJ.

Contatos:

reginalbs@hotmail.com

@idcapilar

Orcid: 0000-0002-6953-7223

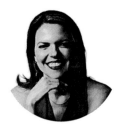

Rejane Martins Ribeiro Itaborahy

Graduada em Medicina pela Universidade Federal de Juiz de Fora (UFJF). Especialista em Ginecologia e Obstetrícia pela Santa Casa, Belo Horizonte/MG. Doutora em Ciências da Saúde pela Universidade Federal do Mato Grosso (UFMT). Professora adjunta do Departamento de Ginecologia e Obstetrícia da Faculdade de Medicina, UFMT.

Contatos:

rejaneitaborahy@gmail.com

@drarejaneitaborahy

Orcid: 0000-0002-9345-4057

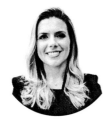

Thalita Fialho da Rocha Magrani

Graduada em Nutrição pelo Centro Universitário Arthur Sá Earp Neto (Unifase). Especialista em Nutrição clínica pela Universidade Federal do Rio de Janeiro (UFRJ). Doutora em Ciências da Saúde pela Universidade do Estado do Rio de Janeiro (UERJ). Professora da graduação na Unifase.

Contatos:
thalita.rocha@prof.unifase-rj.edu.br
@thalitafialho.magrani
Orcid: 0000-0002-9284-7780

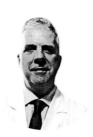

Vinicius Schott Gameiro

Graduado em Medicina pela Universidade Federal Fluminense (UFF). Especialista em Ortopedia e Traumatologia pela Universidade do Estado do Rio de Janeiro (UERJ). Doutor em Ortopedia e Traumatologia pela Universidade de São Paulo (USP). Professor titular de Ortopedia da Faculdade de Medicina da UFF.

Contatos:
drschott@bol.com.br
Orcid: 0000-0003-3353-575X

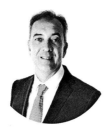

Wolney de Andrade Martins

Graduado em Medicina pela Universidade Federal Fluminense (UFF). Especialista em Cardiologia pela UFF. Doutor em Ciências (Cardiologia) pela Universidade de São Paulo (USP). Professor associado do Departamento de Medicina Clínica (Cardiologia) pela Faculdade de Medicina da UFF.

Contatos:

wolney_martins@id.uff.br

@wolnei.martins

Orcid: 0000-0002-2284-8251